유튜브 마른내로 이야기를
책으로 엮은 콩팥병 실용서

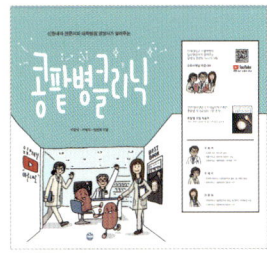

전문의와 영양사가 세심하게 기록한
콩팥병 식이요법의 기본 원칙!

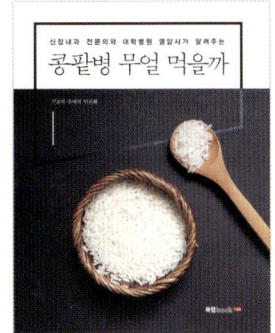

유튜브채널 마른내로

유익한 영양교육이 있는
쇼핑몰 영양베리굿

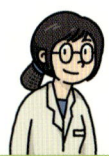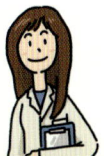

저자 소개

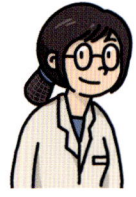

우예지

이화여자대학교 식품영양학과 졸업,
동대학원 졸업
인제대학교 서울백병원 영양부 근무

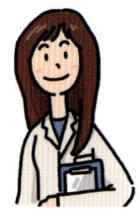

안온화

한양대학교 식품영양학과 졸업,
동대학원 석박수료
인제대학교 서울백병원 영양부 근무

책을 읽는 독자 여러분께

이 책은 환자분들의 "얼마나 먹을 수 있을까요?" 라는 질문에 대한 답변을 드리기 위해 만들어진 책입니다.

"적당히 조금씩만 드세요." 때로는 "먹지 마세요."의 답변이 환자의 식사를 더욱 막연하게 만들지 않았을까라는 생각이 들었습니다. 기존 저,중,고 칼륨 자료는 약 1/2컵정도를 1회 섭취할 때 들어 있는 칼륨양을 기준으로 분류했다면 〈칼륨 백과사전〉은 칼륨100mg이 함유 된 식품 양으로 재해석한 것입니다. 그렇기에 1회 분량이 줄어 들 수는 있지만 섭취 가능한 식품을 재발견하는 기쁨을 되찾을 수 있을 것입니다.

목 차

1. 과일 Fruits

.... 7

2. 채소 Vegetables

.... 75

영양성분은 국가표준식품성분 Database 9.2를 기초로 하였음

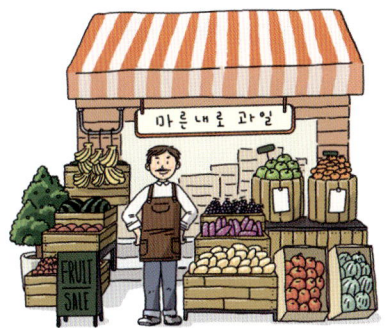

칼륨 과일

- 한 번 드시는 양에 칼륨이 100mg 들어있어 칼륨 저함량에 해당하는 각 과일의 종류별 무게입니다.
- 각 과일마다 드실 종류와 양을 잘 보시고 이 중에서 매일 1-2가지를 골라서 드세요.
- 칼륨이 많은 과일일 수록 한 번에 드실 수 있는 양이 적습니다. 주의하세요!
- 껍질은 깍아드시고, 통조림과일의 시럽은 따라버리고 건더기 과육만 건져드세요.
- 변비가 심하다면 섬유소가 많은 과일로 선택하세요.
- 당뇨가 있다면 당질을 확인하고 당질량이 적은 (12g이하/1회 섭취량) 과일을 선택해서 드세요.

단위 : 그램(g)

과일명	칼륨100mg이 들어있는 과일 양	칼륨 100mg 당 식이섬유	칼륨 100mg 당 당질	페이지
감.곶감	18	1.5	10.4	14
감.단감	76	4.8	10.3	15
감.연시	58	3.8	10.4	16
구기자	17	1.0	1.7	
구아바	42	2.1	4.1	
귤	99	1.6	9.9	17
귤.레드향	75	1.0	9.2	18
귤.천혜향	67	0.7	7.1	19
귤.한라봉	65	1.0	8.3	20
귤.황금향	75	0.8	7.7	21
금귤	44	1.4	8.3	
다래	33	-	5.3	
대추	32	-	8.9	
대추.말린것	12	1.2	9.0	22

칼륨주의: 곶감, 구기자, 대추(말린것), 두리안, 롱안(말린것), 무화과(말린것) 바나나(말린것), 산수유, 살구(말린것), 아보카도, 자두(말린것)

당질주의(당뇨환자주의): 람부탄(통조림), 매실청, 배즙, 복숭아(통조림) 크랜베리(말린것), 탱자, 파인애플(통조림), 후르츠칵테일(통조림)

단위 : 그램(g)

과일명	칼륨100mg이 들어있는 과일 양	칼륨 100mg 당 식이섬유	칼륨 100mg 당 당질	페이지
두리안	20	0.4	5.3	23
딸기	65	0.9	5.6	24
딸기잼	71	0.8	53.6	
라임	98	2.7	10.3	25
라즈베리	66	4.3	7.9	
람부탄.통조림	238	2.1	49.7	26
레몬	82	0.8	7.6	27
롱안.말린것	15	–	11.2	
리치.냉동	66	1.4	9.6	28
망고	70	1.2	11.2	29
망고.애플망고	68	1.0	8.5	30
망고스틴	100	1.4	17.5	31
매실	33	–	2.6	
매실청	110	0.4	58.3	
머루.껍질씨포함	35	0.9	6.0	
멜론.머스크	27	–	2.6	32
멜론.화이트	34	–	3.3	

단위 : 그램(g)

과일명	칼륨100mg이 들어있는 과일 양	칼륨 100mg 당 식이섬유	칼륨 100mg 당 당질	페이지
모과	40	-	8.1	33
무화과	59	1.1	8.4	34
무화과.말린것	11	2.2	8.3	
바나나	29	0.5	6.3	35
바나나.말린것	8	0.5	6.0	36
배	78	1.1	9.6	37
배즙	122	-	15.9	
버찌.미국산	38	0.5	6.6	
복분자	32	-	5.8	
복숭아.백도	46	1.2	6.1	38
복숭아.백도통조림	185	5.7	30.6	39
복숭아.잼	65	6.4	33.5	
복숭아.천도	43	1.6	3.4	40
복숭아.황도	53	2.3	6.9	41
복숭아.황도통조림	204	7.8	40.7	42
블랙베리	72	5.0	6.3	
블랙커런트	31	-	4.8	

단위 : 그램(g)

과일명	칼륨100mg이 들어있는 과일 양	칼륨 100mg 당 식이섬유	칼륨 100mg 당 당질	페이지
블루베리	143	4.3	18.0	43
블루베리.잼	435	12.6	305.3	
비파	60	–	7.2	
사과.부사	93	2.5	12.7	44
사과.아오리	93	1.9	13.1	45
사과.잼	270	–	178.9	
사과.홍옥	87	1.1	13.2	
산딸기	65	4.5	8.8	
산수유	16	1.1	3.8	
살구	40	0.8	2.9	46
살구.말린것	7	0.8	5.1	47
살구.잼	167	4.7	125.6	
석류	41	2.4	8.6	48
수박	92	0.2	7.2	49
아로니아	54	3.8	8.3	
아보카도	14	0.7	0.9	50
아세로라	77	1.5	6.9	

단위 : 그램(g)

과일명	칼륨100mg이 들어있는 과일 양	칼륨 100mg 당 식이섬유	칼륨 100mg 당 당질	페이지
앵두	37	-	5.7	
엘더베리	36	2.5	6.6	
오디	37	-	4.4	
오렌지	72	1.5	8.6	51
오렌지.마멀레이드	303	-	186.1	
오렌지주스	76	-	8.0	
오미자	29	-	3.7	
용과.백육종	33	-	3.4	52
유자	43	2.5	4.4	
유자농축액.당절임	78	-	46.7	
자두.대석	74	0.4	6.2	53
자두.말린것	12	-	7.3	54
자두.후무사	57	1.1	6.5	55
자몽	61	0.7	4.8	56
잭프루트	22	0.3	5.2	
참외	22	0.4	2.4	57
체리	31	0.7	5.2	58
크랜베리	125	4.5	15.0	

단위 : 그램(g)

과일명	칼륨100mg이 들어있는 과일 양	칼륨 100mg 당 식이섬유	칼륨 100mg 당 당질	페이지
크랜베리.말린것	179	10	153.1	59
키위.골드	38	0.8	5.2	60
키위.그린	35	0.9	5.7	61
탱자	370	–	68.5	
토마토	40	1.0	1.7	62
토마토.방울토마토	48	1.0	2.9	63
파인애플	103	2.6	14.8	64
파인애플.통조림	135	2.3	25.9	65
파파야	47	0.8	4.6	
파파야.그린	85	2.5	4.1	66
패션프루트	40	2.6	9.1	67
포도.거봉	57	0.9	8.9	68
포도.레드글로브	68	1.0	10.2	69
포도.샤인머스켓	49	1.1	8.6	70
포도.잼	128	1.8	93.1	
포도.캠벨	56	0.8	8.4	71
후루츠칵테일.통조림	152	1.8	28.1	72

감(곶감) 18g / 반개

칼륨 100mg이 들어있어요

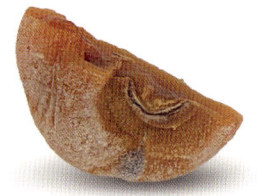

식이섬유(g)	1.5
당질(g)	10.4

감(단감) 76g / 1/3개

이 중에 골라서 하루 1-2회만 드세요

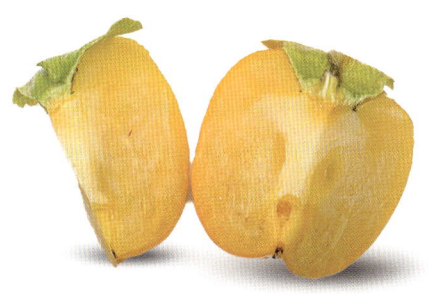

식이섬유(g)	4.8
당질(g)	10.3

감(연시) 58g / 반개

칼륨 100mg이 들어있어요

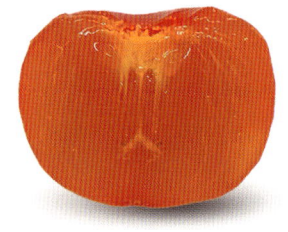

식이섬유(g)	3.8
당질(g)	10.4

귤 99g / 1개

이 중에 골라서 하루 1-2회만 드세요

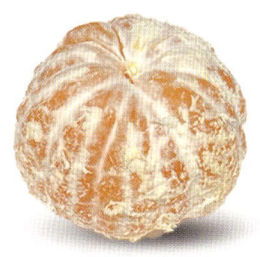

식이섬유(g)	1.6
당질(g)	9.9

귤(레드향) 75g / 1/3개

칼륨 100mg이 들어있어요

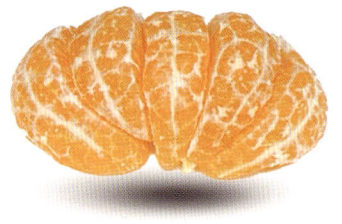

식이섬유(g)	1
당질(g)	9.2

귤(천혜향) 67g / 3조각

이 중에 골라서 하루 1-2회만 드세요

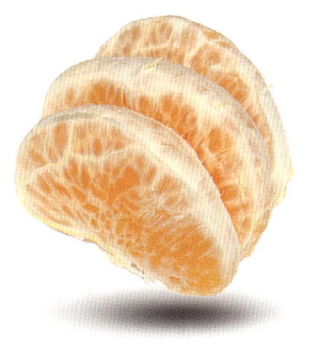

식이섬유(g)	0.7
당질(g)	7.1

귤(한라봉) 65g / 2조각

칼륨 100mg이 들어있어요

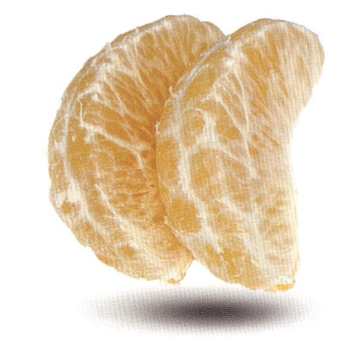

식이섬유(g)	1
당질(g)	8.3

귤(황금향) 75g / 1/4개

이 중에 골라서 하루 1-2회만 드세요

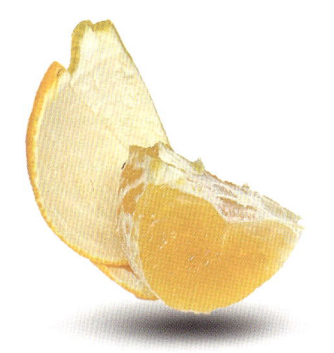

식이섬유(g)	0.8
당질(g)	7.7

대추말린것 12g / 6알

칼륨 100mg이 들어있어요

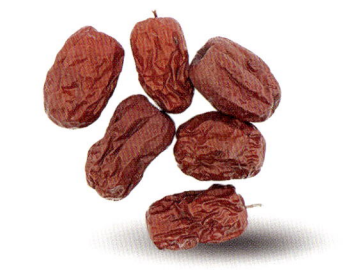

식이섬유(g)	1.2
당질(g)	9.0

두리안 20g

이 중에 골라서 하루 1-2회만 드세요

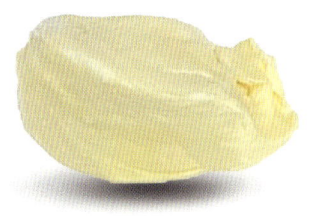

식이섬유(g)	0.4
당질(g)	5.3

딸기 65g / 3개

칼륨 100mg이 들어있어요

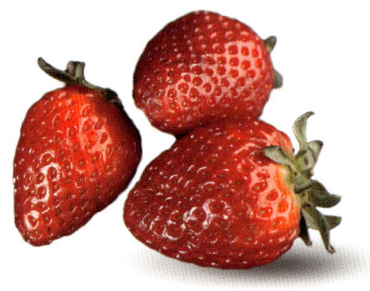

식이섬유(g)	0.9
당질(g)	5.6

라임 98g / 1/4개

이 중에 골라서 하루 1-2회만 드세요

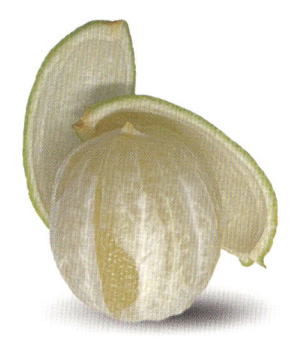

식이섬유(g)	2.7
당질(g)	10.3

람부탄(통조림) 238g / 6알

칼륨 100mg이 들어있어요

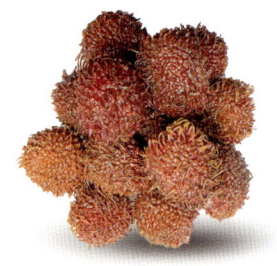

식이섬유(g)	2.1
당질(g)	49.7

*당뇨병이 있다면 드시지 마세요

레몬 82g / 2/3개

이 중에 골라서 하루 1-2회만 드세요

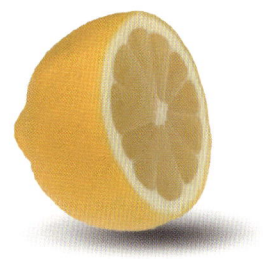

식이섬유(g)	0.8
당질(g)	7.6

리치 66g / 5알

칼륨 100mg이 들어있어요

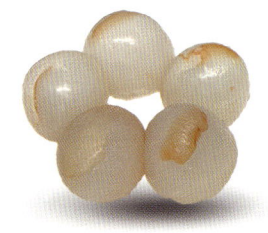

식이섬유(g)	1.4
당질(g)	9.6

망고 70g / 1/4개

이 중에 골라서 하루 1-2회만 드세요

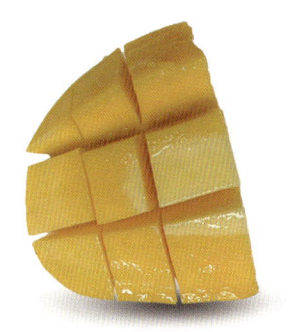

식이섬유(g)	1.2
당질(g)	11.2

망고(애플망고) 68g / 1/4개

칼륨 100mg이 들어있어요

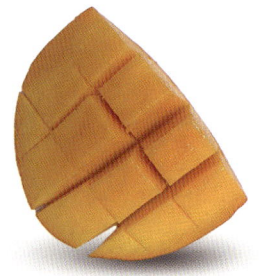

식이섬유(g)	1.0
당질(g)	8.5

망고스틴 100g / 3개

이 중에 골라서 하루 1-2회만 드세요

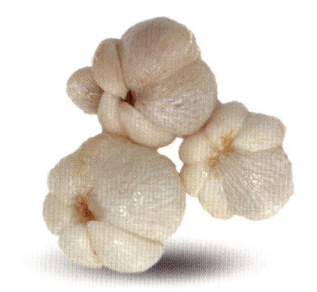

식이섬유(g)	1.4
당질(g)	17.5

* 당뇨병이 있다면 드시지 마세요

멜론(머스크) 27g / 1/50개

칼륨 100mg이 들어있어요

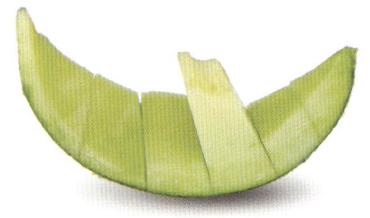

식이섬유(g)	-
당질(g)	2.6

모과 40g

이 중에 골라서 하루 1-2회만 드세요

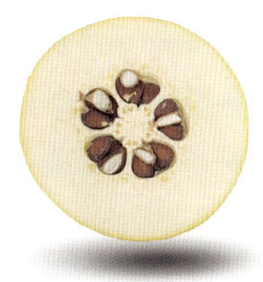

식이섬유(g)	-
당질(g)	8.1

무화과 59g / 2/3개

칼륨 100mg이 들어있어요

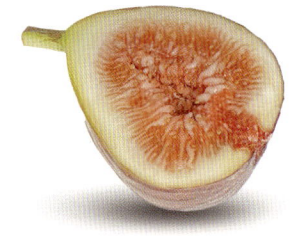

식이섬유(g)	1.1
당질(g)	8.4

바나나 29g / 1/3개

이 중에 골라서 하루 1-2회만 드세요

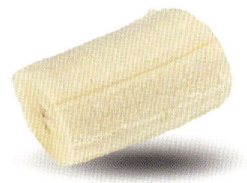

식이섬유(g)	0.5
당질(g)	6.3

바나나(말린것) 8g / 4조각

칼륨 100mg이 들어있어요

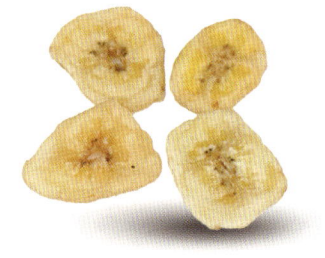

식이섬유(g)	0.5
당질(g)	6.0

배 78g / 1/5개

이 중에 골라서 하루 1-2회만 드세요

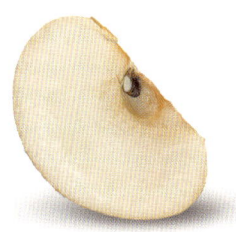

식이섬유(g)	1.1
당질(g)	9.6

복숭아(백도) 46g / 1/5개

칼륨 100mg이 들어있어요

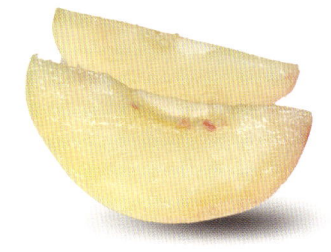

식이섬유(g)	1.2
당질(g)	6.1

복숭아(백도통조림) 185g

이 중에 골라서 하루 1-2회만 드세요

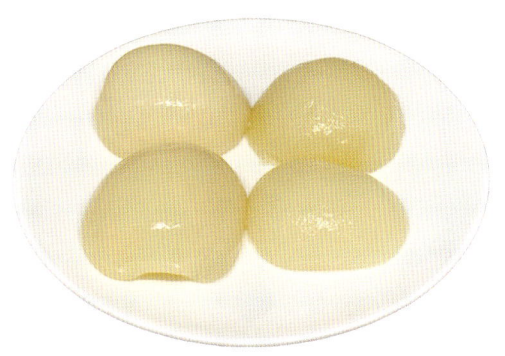

식이섬유(g)	5.7
당질(g)	30.6

* 당뇨병이 있다면 드시지 마세요

복숭아(천도) 43g / 1/4개

칼륨 100mg이 들어있어요

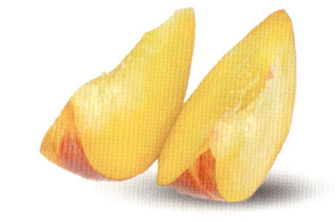

식이섬유(g)	1.6
당질(g)	3.4

복숭아(황도) 53g / 1/4개

이 중에 골라서 하루 1-2회만 드세요

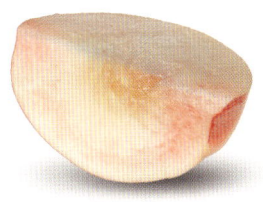

식이섬유(g)	2.3
당질(g)	6.9

복숭아(황도통조림) 204g

칼륨 100mg이 들어있어요

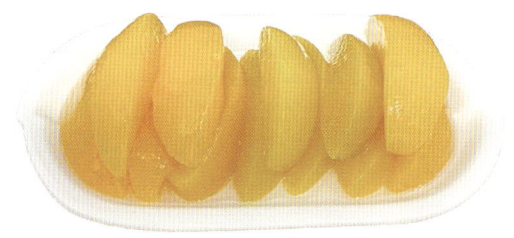

식이섬유(g)	7.8
당질(g)	40.7

* 당뇨병이 있다면 드시지 마세요

블루베리 143g

이 중에 골라서 하루 1-2회만 드세요

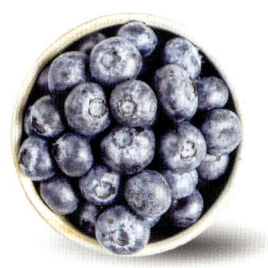

식이섬유(g)	4.3
당질(g)	18.0

당뇨병이 있다면 90g만 드세요

사과(부사) 93g / 1/3개

칼륨 100mg이 들어있어요

저칼륨식품

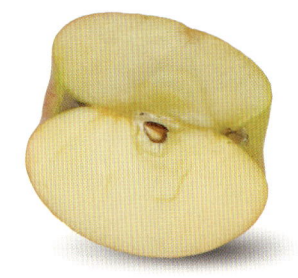

식이섬유(g)	2.5
당질(g)	12.7

사과(아오리) 93g / 1/2개

이 중에 골라서 하루 1-2회만 드세요

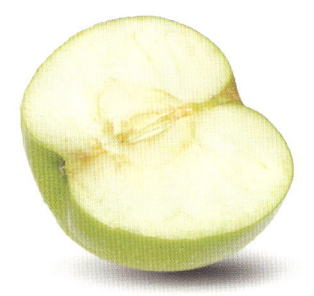

식이섬유(g)	1.9
당질(g)	13.1

살구 40g / 2/3개

칼륨 100mg이 들어있어요

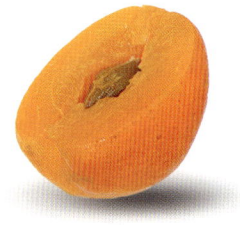

식이섬유(g)	0.8
당질(g)	2.9

살구(말린것) 7g / 1개

이 중에 골라서 하루 1-2회만 드세요

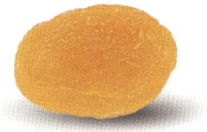

식이섬유(g)	0.8
당질(g)	5.1

석류 41g / 1/2개

칼륨 100mg이 들어있어요

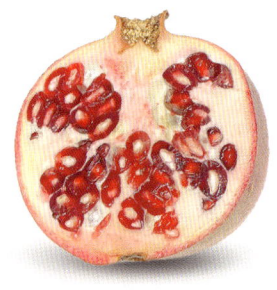

식이섬유(g)	2.4
당질(g)	8.6

수박 92g / 1조각

이 중에 골라서 하루 1-2회만 드세요

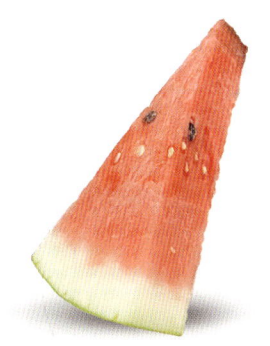

식이섬유(g)	0.2
당질(g)	7.2

수박1통(7kg)의 먹을 수있는 부분이 5kg정도 됩니다.
수박을 4등분한 후 이걸 다시 13조각정도로 잘랐을 때의 한 조각입니다.

아보카도 14g / 1/20개

칼륨 100mg이 들어있어요

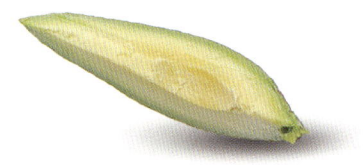

식이섬유(g)	0.7
당질(g)	0.9

오렌지 72g / 1/2개

이 중에 골라서 하루 1-2회만 드세요

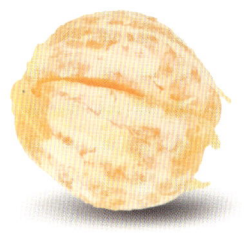

식이섬유(g)	1.5
당질(g)	8.6

용과 33g / 1/4개

칼륨 100mg이 들어있어요

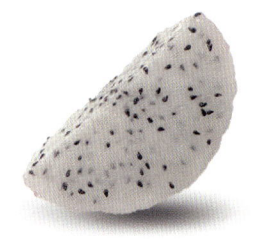

식이섬유(g)	-
당질(g)	3.4

자두(대석) 74g / 1.3개

이 중에 골라서 하루 1-2회만 드세요

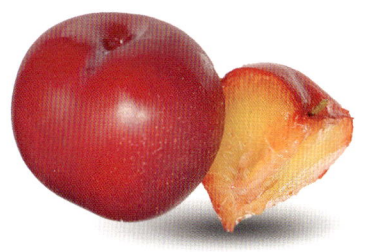

식이섬유(g)	0.4
당질(g)	6.2

자두(말린것) 12g / 2개

칼륨 100mg이 들어있어요

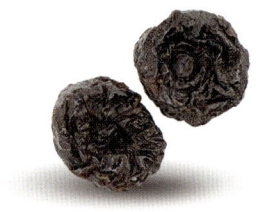

식이섬유(g)	-
당질(g)	7.3

자두(후무사) 57g / 1/2개

이 중에 골라서 하루 1-2회만 드세요

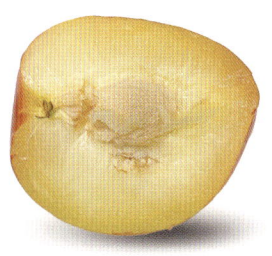

식이섬유(g)	1.1
당질(g)	6.5

자몽 61g / 1/6개

칼륨 100mg이 들어있어요

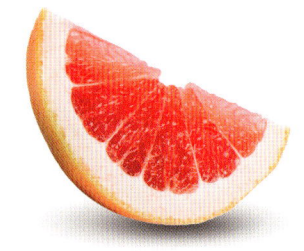

식이섬유(g)	0.7
당질(g)	4.8

참외 22g / 1/10개

이 중에 골라서 하루 1-2회만 드세요

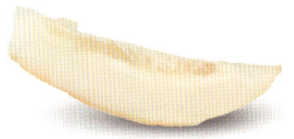

식이섬유(g)	0.4
당질(g)	2.4

체리 **31g / 3개**

칼륨 100mg이 들어있어요

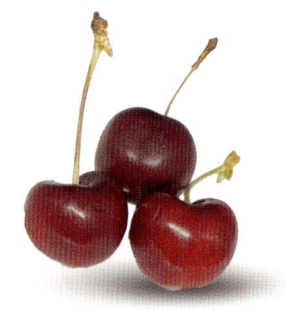

식이섬유(g)	0.7
당질(g)	5.2

크렌베리(말린것) 179g

이 중에 골라서 하루 1-2회만 드세요

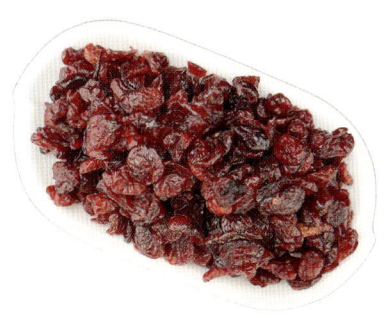

식이섬유(g)	10.0
당질(g)	153.1

* 당뇨병이 있다면 드시지 않거나 10g정도만 드세요.

키위(골드) 38g / 1/3개

칼륨 100mg이 들어있어요

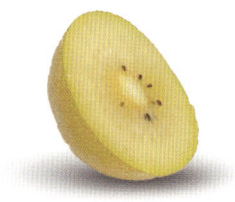

식이섬유(g)	0.8
당질(g)	5.2

키위(그린) 35g / 1/3개

이 중에 골라서 하루 1-2회만 드세요

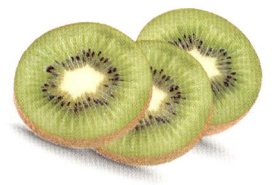

식이섬유(g)	0.9
당질(g)	5.7

토마토(찰토마토) 40g / 1/5개

칼륨 100mg이 들어있어요

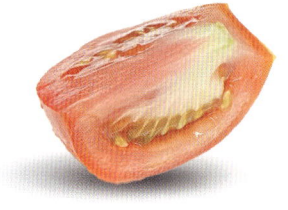

식이섬유(g)	1.0
당질(g)	1.7

토마토(방울) 48g / 5개

이 중에 골라서 하루 1-2회만 드세요

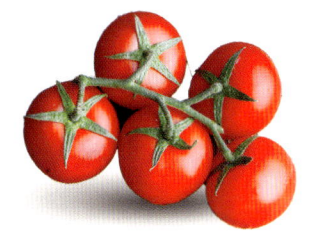

식이섬유(g)	1.0
당질(g)	2.9

파인애플(생) 103g

칼륨 100mg이 들어있어요

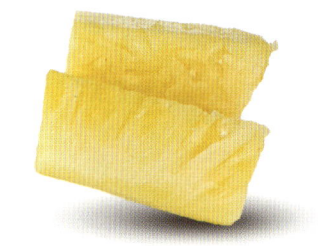

식이섬유(g)	2.6
당질(g)	14.8

당뇨병이 있다면 80g만 드세요

파인애플(통조림) 135g / 2조각

이 중에 골라서 하루 1-2회만 드세요

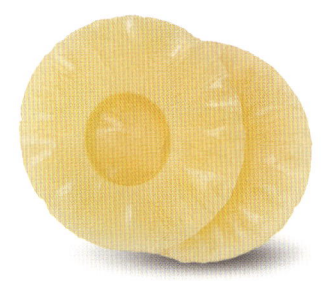

식이섬유(g)	2.3
당질(g)	25.9

당뇨병이 있다면 드시지 마세요

파파야(그린) 85g / 1/6개

칼륨 100mg이 들어있어요

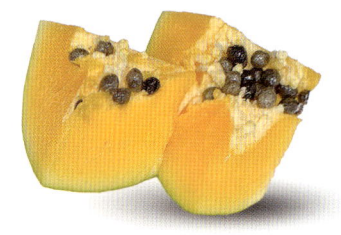

식이섬유(g)	2.5
당질(g)	4.1

패션프루트 40g / 1개

이 중에 골라서 하루 1-2회만 드세요

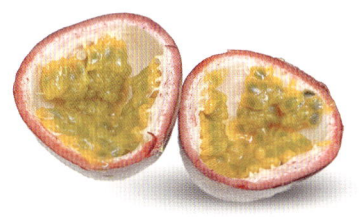

식이섬유(g)	2.6
당질(g)	9.1

포도(거봉) 57g / 6-7알

칼륨 100mg이 들어있어요

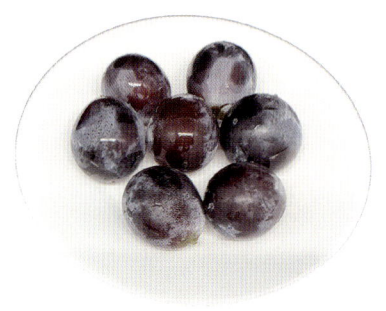

식이섬유(g)	0.9
당질(g)	8.9

포도(레드글로브) 68g / 12-13알

이 중에 골라서 하루 1-2회만 드세요

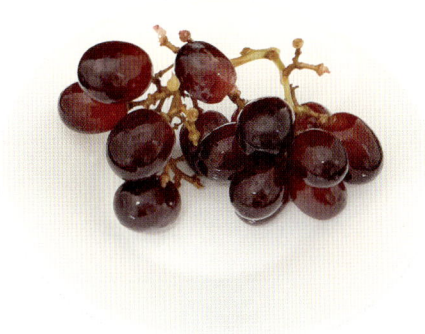

식이섬유(g)	1.0
당질(g)	10.2

포도(샤인머스켓) 49g / 6알

칼륨 100mg이 들어있어요

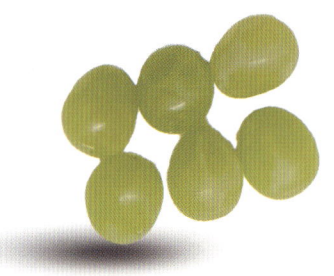

식이섬유(g)	1.1
당질(g)	8.6

포도(캠벨) 56g / 8-9알

이 중에 골라서 하루 1-2회만 드세요

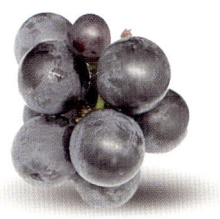

식이섬유(g)	0.8
당질(g)	8.4

후르츠칵테일(통조림) 152g

칼륨 100mg이 들어있어요

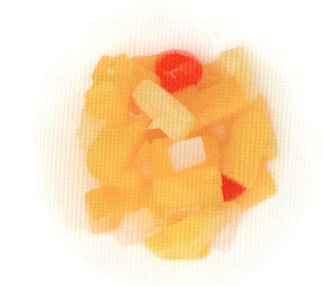

식이섬유(g)	1.8
당질(g)	28.1

당뇨병이 있다면 드시지 마세요

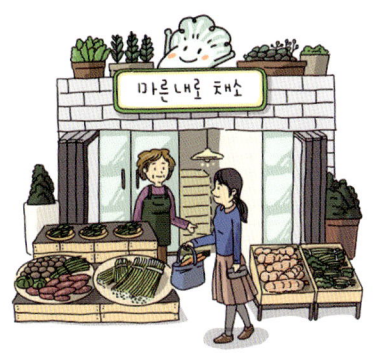

칼륨 채소

▌ 한 번 드시는 양에 칼륨이 100mg 들어있어 칼륨 저함량에 해당하는 각 채소의 종류별 무게입니다.
▌ 각 채소마다 드실 종류와 양을 잘 보시고 이 중에서 매끼 1-2가지를 골라서 드세요.
▌ 칼륨이 많은 채소일 수록 한 번에 드실 수 있는 양이 적습니다. 주의하세요!
▌ 가식부(드실 수 있는 부분)의 무게입니다.
▌ 변비가 심하다면 섬유소가 많은 채소로 선택하세요.
▌ 칼륨제거 조리법을 이용하세요.
껍질을 벗겨내고 3-5배 이상의 물에 충분히 담갔다가 물을 이용해 조리하면 칼륨이 제거되어 칼륨 섭취량을 줄일 수 있습니다.

단위 : 그램(g)

채소명	칼륨100mg이 들어 있는 채소 양	칼륨 100mg 당 식이섬유	페이지
가지	43	1.2	84
가지.데친것	56	1.9	
감자	24	0.6	85
갓	19	0.5	
겨자.적겨자	19	0.5	86
고구마	27	0.7	87
고구마줄기	18	0.4	88
고구마줄기.삶은것	54	1.0	
고들빼기	19	0.6	
고비	37	1.4	
고비.말려서 삶은것	167	6.7	
고사리	33	1.1	
고사리.데친것	51	1.4	89
고수	33	-	90
고추.꽈리고추	36	1.1	91
고추.오이고추	44	1.2	92
고추. 풋고추	37	1.6	93
고추. 홍고추	17	1.8	94
고추잎	17	0.5	
곤드레. 생것	32	-	95

단위 : 그램(g)

채소명	칼륨100mg이 들어 있는 채소 양	칼륨 100mg 당 식이섬유	페이지
곰취	19	-	96
공심채	26	0.8	97
근대	18	0.5	98
김.생것	5	-	
김.조선김	4	-	99
깻잎.들깻잎	24	1.4	100
꼬시래기	238	-	101
냉이	37	2.0	102
냉이.데친것	56	4.5	103
노루궁뎅이버섯	28	0.7	
느타리버섯	39	1.1	104
능이버섯	30	2.1	
다시마.말린것	1	-	105
다시마.생것	8	-	106
달래	43	1.2	107
당귀	22	-	108
당근	33	1.0	109
더덕	42	3.4	110
도라지	43	1.8	111
돌나물	51	0.5	112

단위 : 그램(g)

채소명	칼륨100mg이 들어 있는 채소 양	칼륨 100mg 당 식이섬유	페이지
두릅	18	0.4	
두릅.데친것	26	0.8	113
마늘	19	0.7	114
마늘쫑	47	2.1	115
만가닥버섯	28	0.8	116
매생이.생것	38	2.5	117
머위	19	0.5	118
머위.삶은것	31	1.4	
목이버섯	182	6.5	119
무	38	0.4	120
무말랭이	3	0.9	121
미나리.돌미나리	26	-	122
미나리.물미나리	37	1.3	
미역.말린것	23	8.2	123
미역.자연산.생것	9	0.3	124
민들레나물	17	0.6	
바질잎	29	0.6	125
밤	23	1.2	126
방울다다기양배추	24	1.3	

단위 : 그램(g)

채소명	칼륨100mg이 들어 있는 채소 양	칼륨 100mg 당 식이섬유	페이지
배추	45	0.9	127
배추.봄동	50	1.4	
배추.삶은것	76	1.2	128
배추.얼갈이	63	1.6	129
배추.우거지(말려삶은것)	345	13.8	
부추.데친것	26	1.1	
부추.호부추	25	1.2	130
부추.영양부추	44	-	131
브로컬리	27	0.8	132
브로컬리.데친것	33	1.0	
브로컬리삶은것	56	2.1	
비트.뿌리	25	0.9	133
상추(로메인)	34	1.3	134
상추(잎,치마적상추)	15	0.6	135
상추(잎,치마청상추)	17	0.4	
상추(축면 적상추)	34	0.5	136
새송이버섯	33	1.0	137
생강	30	0.8	138
세발나물	31	0.8	139

단위 : 그램(g)

채소명	칼륨100mg이 들어 있는 채소 양	칼륨 100mg 당 식이섬유	페이지
세발나물.데친것	45	1.7	
셀러리	29	0.6	140
송이버섯	32	1.5	
숙주	119	2.0	141
순무(레디쉬) 뿌리	36	0.9	142
시금치	12	0.4	143
시금치.섬초	20	0.6	144
신선초	29	0.8	145
쑥	15	0.9	146
쑥.데친것	34	2.1	
쑥갓	42	1.0	147
씀바귀	23	–	
아스파라거스	34	0.6	148
아욱	23	1.1	149
아위버섯	34	1.6	
아주까리나물	34	–	
알로에.과육	109	0.4	
알팔파.싹	127	3.3	
애느타리버섯	38	–	150

단위 : 그램(g)

채소명	칼륨100mg이 들어 있는 채소 양	칼륨 100mg 당 식이섬유	페이지
양배추	41	1.1	151
양배추.적양배추	30	1.4	
양상추	56	0.8	152
양송이버섯	26	0.4	153
양파	69	1.2	154
양파.자색	50	0.7	155
여주	40	1.5	156
연근	21	0.7	157
연근.데친것	58	1.6	
열무	31	0.4	158
열무.데친것	67	1.9	159
오이.다다기	51	0.4	160
오이.취청	62	0.3	161
옥수수	-	-	162
우엉	25	1.1	163
우엉. 데친것	47	2.5	
원추리	26	0.6	
유채	22	0.7	164
유채.데친것	35	1.2	165

단위 : 그램(g)

채소명	칼륨100mg이 들어 있는 채소 양	칼륨 100mg 당 식이섬유	페이지
죽순	21	0.6	
죽순.삶은것	64	1.5	166
죽순.통조림	2500	-	
질경이	26	-	
참나물	17	0.4	167
청경채	27	0.3	168
취나물.삶아말린것.데침	116	8.3	
취나물.참취	18	0.9	169
치커리	29	0.6	170
케일	17	0.5	171
콜라비	32	0.8	172
콜리플라워	25	1.1	173
콜리플라워.데친것	27	0.9	
콩나물	46	0.7	174
파.대파	55	0.9	175
파.실파	37	-	176
파.쪽파	31	0.3	177
파래.생것	76	1.6	178

단위 : 그램(g)

채소명	칼륨100mg이 들어 있는 채소 양	칼륨 100mg 당 식이섬유	페이지
파프리카(노랑)	48	0.6	179
파프리카(빨강)	43	0.7	180
파프리카(주황)	37	0.5	181
팽이버섯	27	1.0	182
팽이버섯.갈색팽이	23	0.9	
표고버섯	28	1.8	183
표고버섯.말려서 삶은것	103	10.8	
피망(빨강)	39	0.8	184
피망(초록)	53	1.4	185
호박.늙은호박	30	0.5	186
호박.단호박	24	1.2	187
호박.애호박	45	1.0	188
호박.쥬키니	50	–	189
호박잎	16	0.8	190

가지 43g / 1/4개

칼륨 100mg이 들어있어요

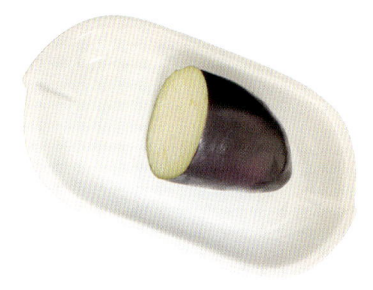

식이섬유(g)	1.2

감자 24g / 1/10개

이 중에 골라서 매끼 1-2회 드세요

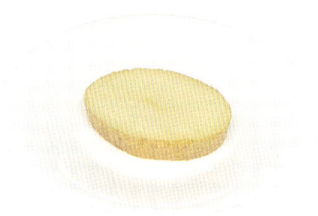

식이섬유(g)	0.6

당뇨병이 있는 경우 주의 하세요

겨자잎(적겨자) 19g / 3장

칼륨 100mg이 들어있어요

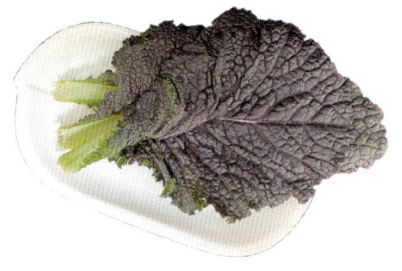

식이섬유(g)	0.5

고구마 27g / 1/14개

이 중에 골라서 매끼 1-2회 드세요

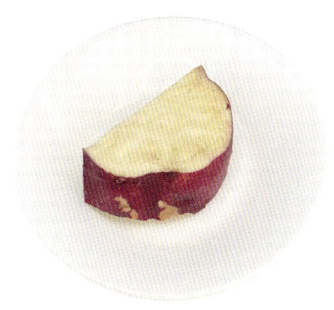

식이섬유(g)	0.7

당뇨병이 있는 경우 주의 하세요

고구마줄기 18g

칼륨 100mg이 들어있어요

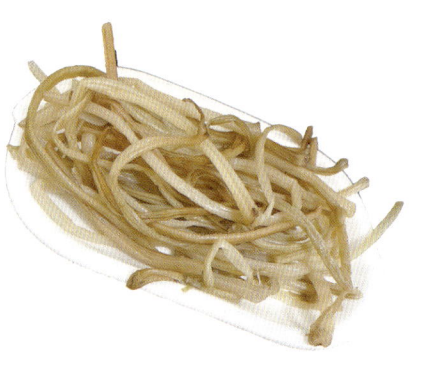

식이섬유(g)	0.4

고사리(데친것) 51g

이 중에 골라서 매끼 1-2회 드세요

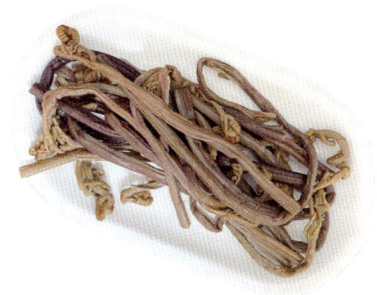

식이섬유(g)	1.4

고수 33g

칼륨 100mg이 들어있어요

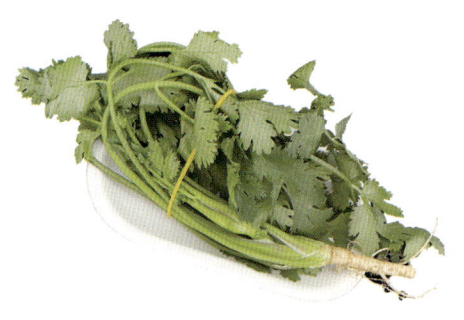

식이섬유(g)	-

고추(꽈리고추) 36g / 7-8개

이 중에 골라서 매끼 1-2회 드세요

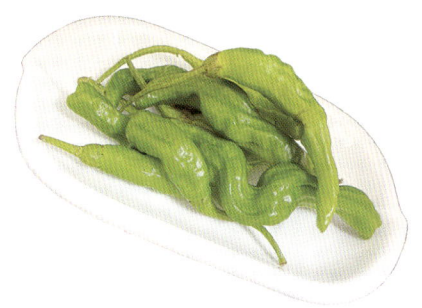

식이섬유(g)	1.1

고추(오이고추) 44g / 2개

칼륨 100mg이 들어있어요

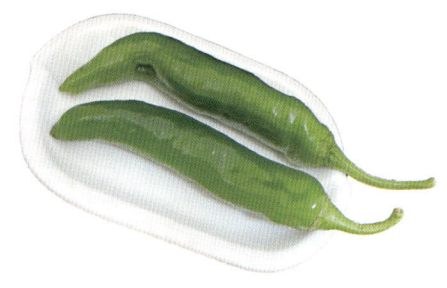

식이섬유(g)	2.7

고추(풋고추) 37g / 3개

이 중에 골라서 매끼 1-2회 드세요

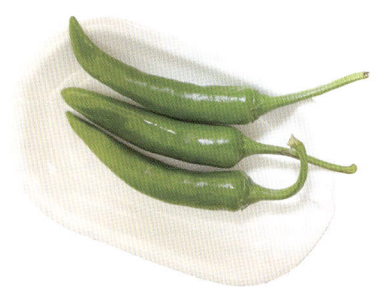

식이섬유(g)	1.6

고추(홍고추) 17g / 1개

칼륨 100mg이 들어있어요

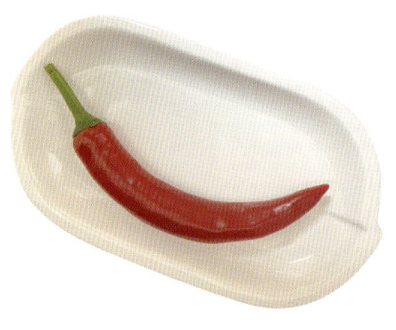

식이섬유(g)	1.8

곤드레 32g

이 중에 골라서 매끼 1-2회 드세요

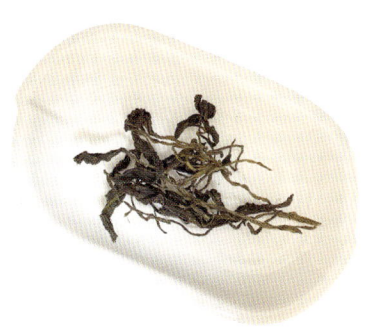

식이섬유(g)	-

곰취 19g

칼륨 100mg이 들어있어요

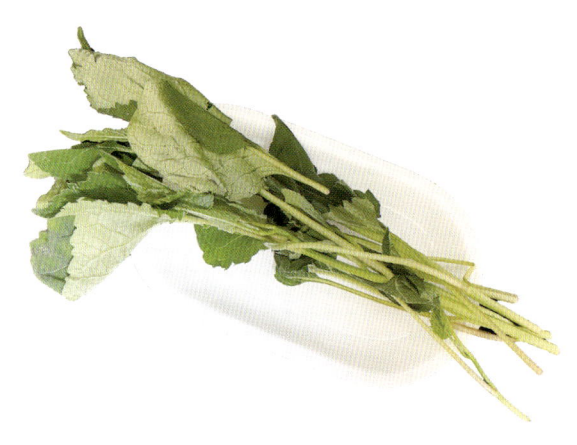

식이섬유(g)	0.8

공심채 26g / 3줄기

이 중에 골라서 매끼 1-2회 드세요

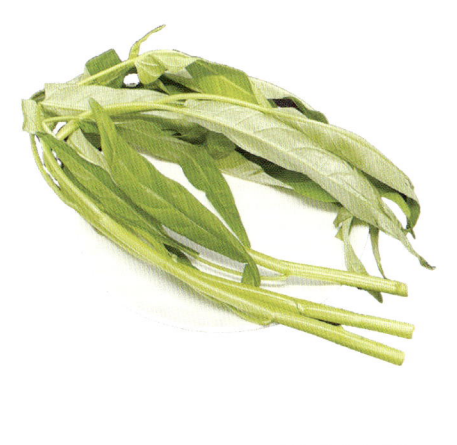

식이섬유(g)	0.8

근대 18g / 1장

칼륨 100mg이 들어있어요

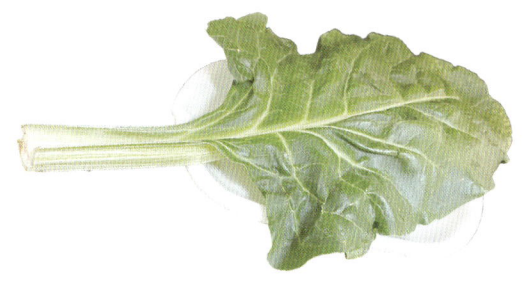

식이섬유(g)	0.5

김(조선김) 4g / 2장

이 중에 골라서 매끼 1-2회 드세요

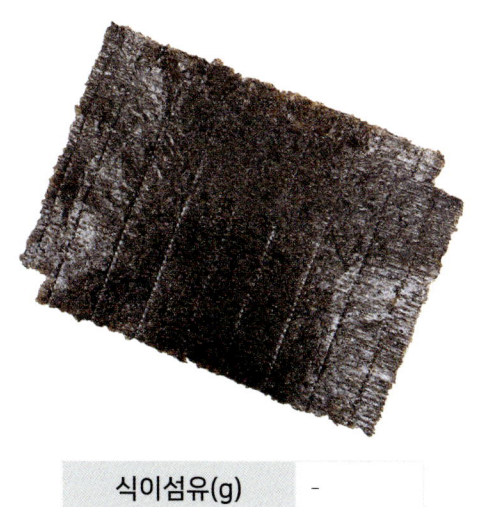

식이섬유(g)	-

깻잎 24g / 11장

칼륨 100mg이 들어있어요

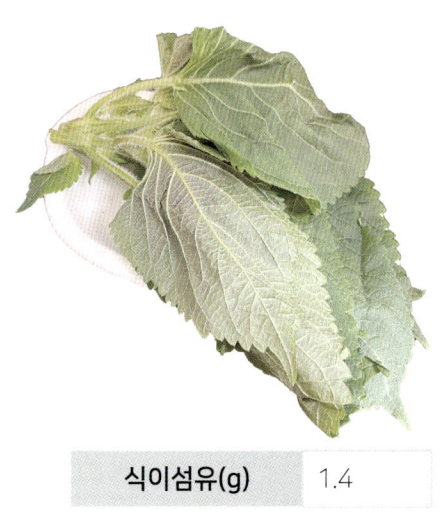

식이섬유(g)	1.4

꼬시래기 238g

이 중에 골라서 매끼 1-2회 드세요

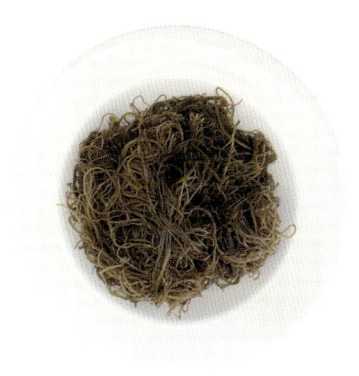

식이섬유(g)	-

냉이 37g

칼륨 100mg이 들어있어요

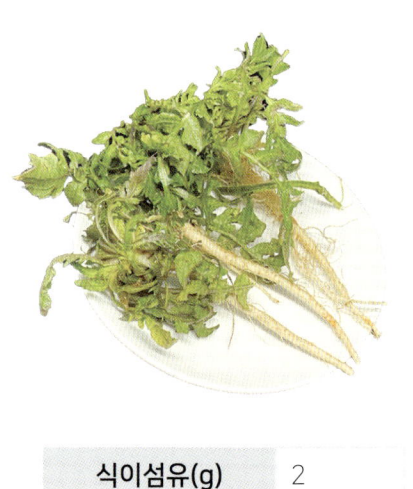

식이섬유(g)	2

냉이(데친것) 56g

이 중에 골라서 매끼 1-2회 드세요

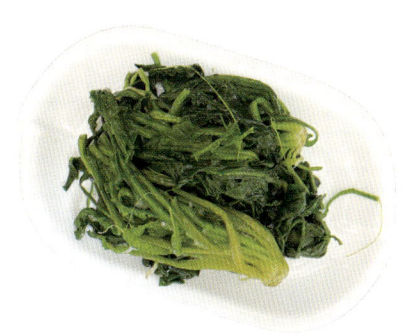

식이섬유(g)	4.5

느타리버섯 39g

칼륨 100mg이 들어있어요

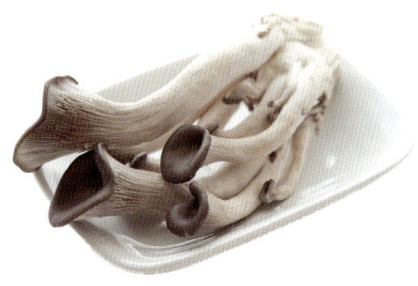

| 식이섬유(g) | 1.1 |

다시마(말린것) 1g

이 중에 골라서 매끼 1-2회 드세요

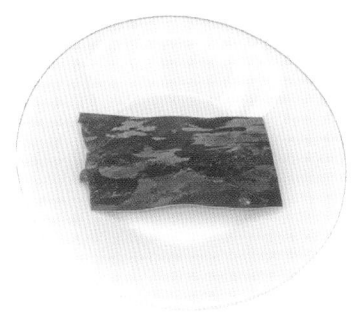

식이섬유(g)	-

다시마(생것) 8g

칼륨 100mg이 들어있어요

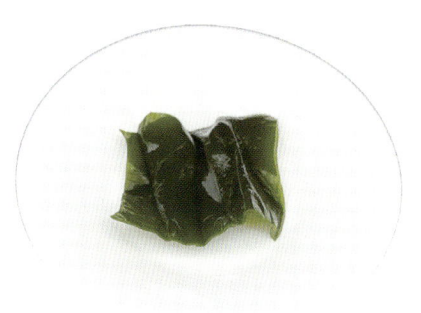

식이섬유(g)	-

달래 43g

이 중에 골라서 매끼 1-2회 드세요

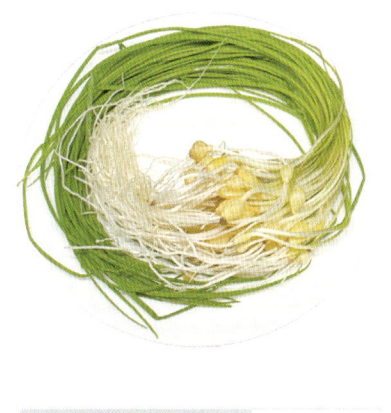

식이섬유(g)	1.2

당귀 22g

칼륨 100mg이 들어있어요

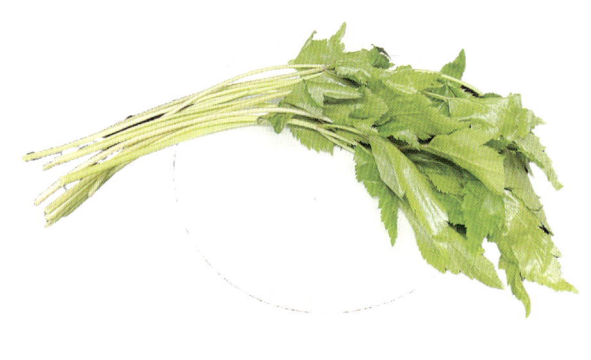

| 식이섬유(g) | - |

당근 33g / 1/10개

이 중에 골라서 매끼 1-2회 드세요

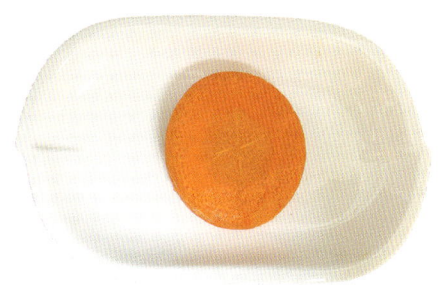

식이섬유(g)	1.0

더덕 42g / 3-4개

칼륨 100mg이 들어있어요

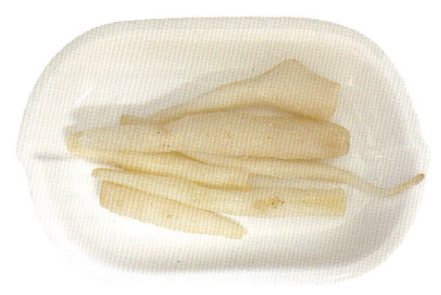

식이섬유(g)	3.4

도라지 43g

이 중에 골라서 매끼 1-2회 드세요

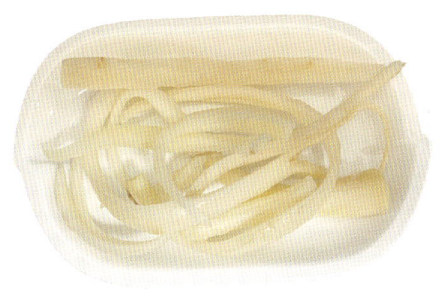

식이섬유(g)	1.8

돌나물 51g

칼륨 100mg이 들어있어요

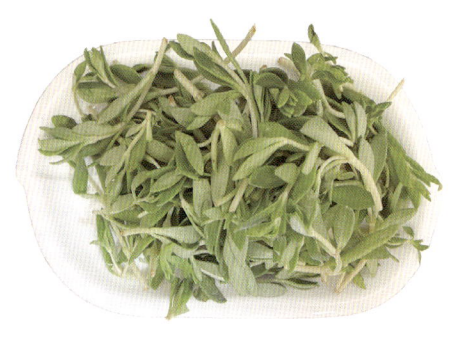

식이섬유(g)	0.5

두릅(데친것) 26g / 2개

이 중에 골라서 매끼 1-2회 드세요

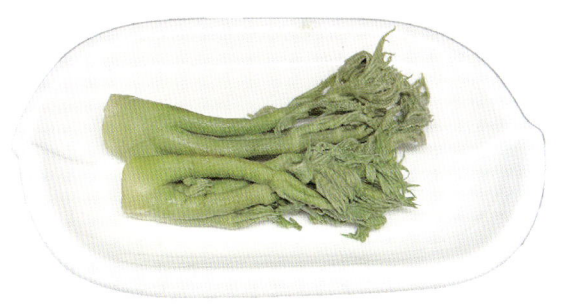

식이섬유(g)	0.8

마늘 19g / 4알

칼륨 100mg이 들어있어요

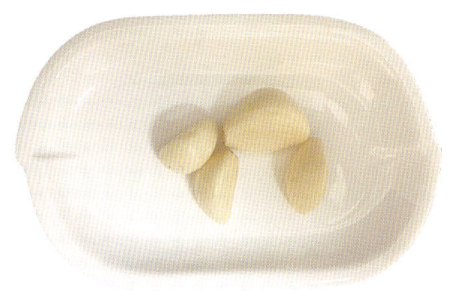

식이섬유(g)	0.7

마늘쫑 47g

이 중에 골라서 매끼 1-2회 드세요

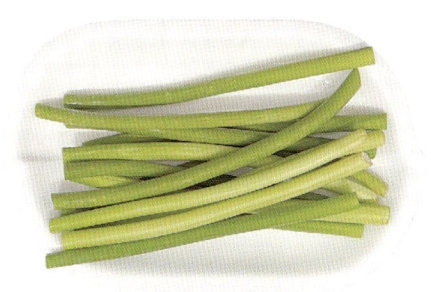

식이섬유(g)	2.1

만가닥버섯 28g

칼륨 100mg이 들어있어요

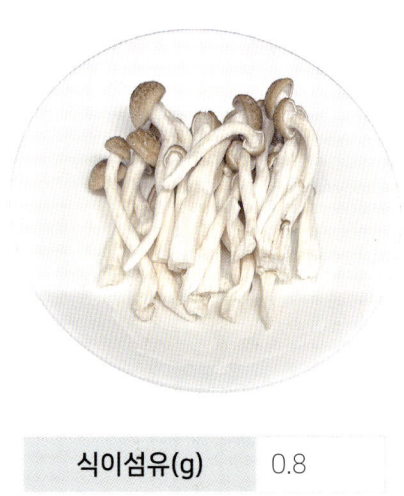

식이섬유(g)	0.8

매생이(생것) 38g

이 중에 골라서 매끼 1-2회 드세요

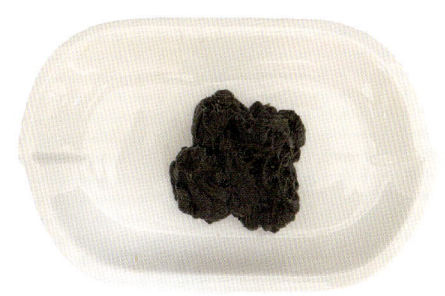

식이섬유(g)	2.5

머위 19g

칼륨 100mg이 들어있어요

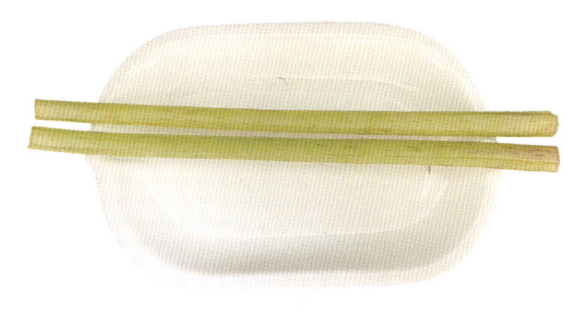

식이섬유(g)	0.5

목이버섯 182g

이 중에 골라서 매끼 1-2회 드세요

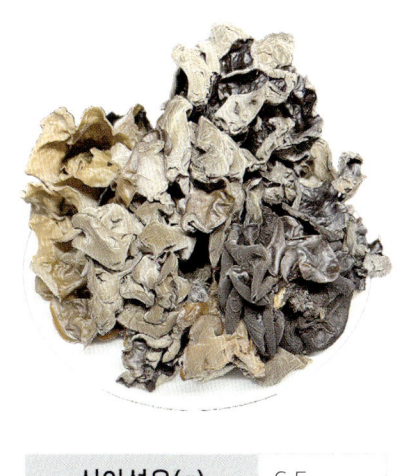

식이섬유(g)	6.5

무 38g

칼륨 100mg이 들어있어요

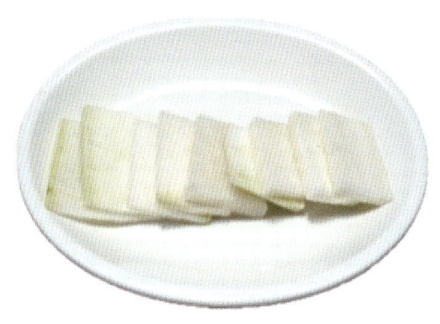

| 식이섬유(g) | 0.4 |

무말랭이 3g / 4-5조각

이 중에 골라서 매끼 1-2회 드세요

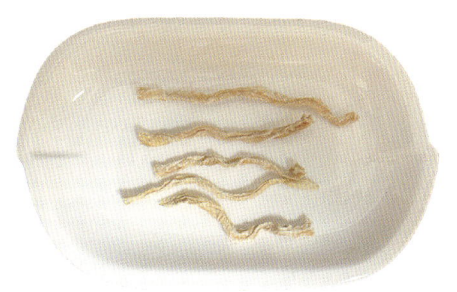

식이섬유(g)	0.9

미나리(돌미나리) 26g

칼륨 100mg이 들어있어요

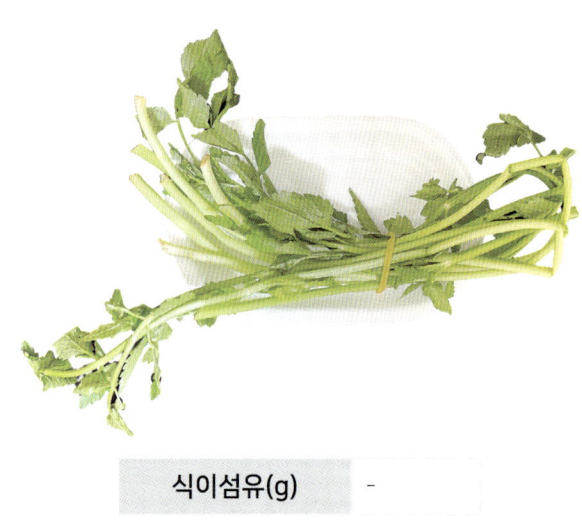

식이섬유(g)	-

미역(말린것) 9g

이 중에 골라서 매끼 1-2회 드세요

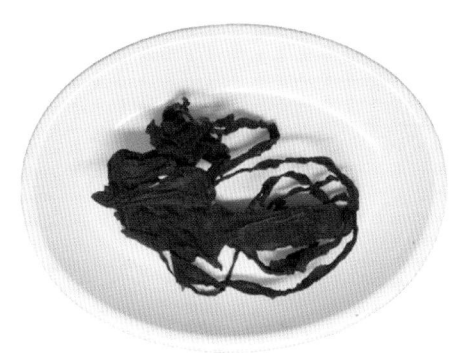

식이섬유(g)	0.3

미역(생것) 23g

칼륨 100mg이 들어있어요

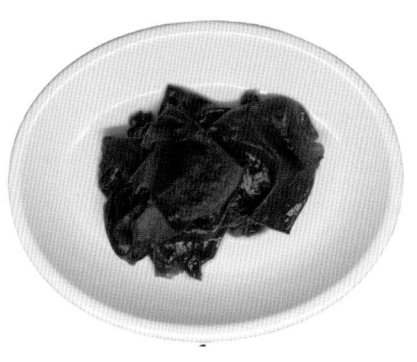

식이섬유(g)	8.2

바질잎 29g / 4-5조각

이 중에 골라서 매끼 1-2회 드세요

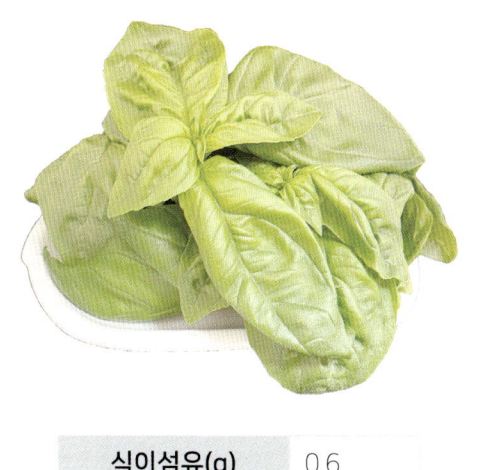

식이섬유(g)	0.6

밤 23g / 2알

칼륨 100mg이 들어있어요

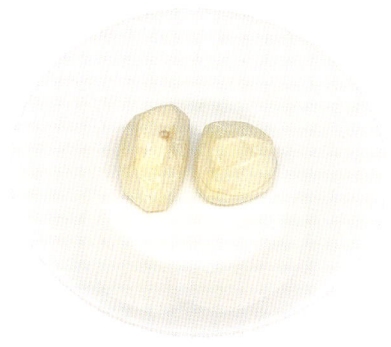

식이섬유(g)	1.2

당뇨병이 있는 경우 주의하세요

배추 45g / 작은잎 3-4장

이 중에 골라서 매끼 1-2회 드세요

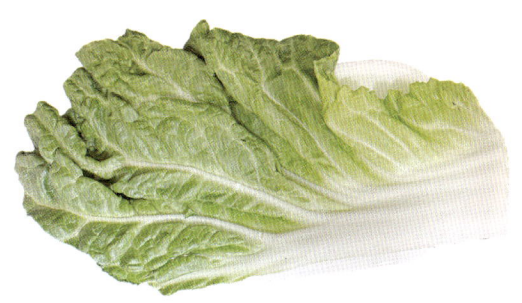

식이섬유(g)	0.9

배추(삶은것) 76g

칼륨 100mg이 들어있어요

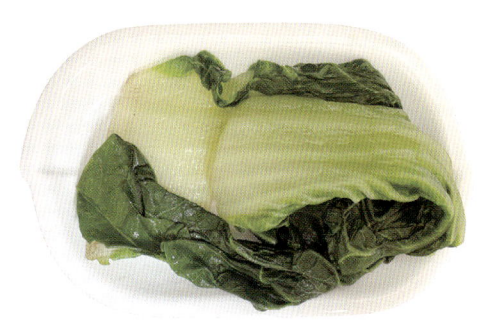

식이섬유(g)	1.2

배추(얼갈이) 63g

이 중에 골라서 매끼 1-2회 드세요

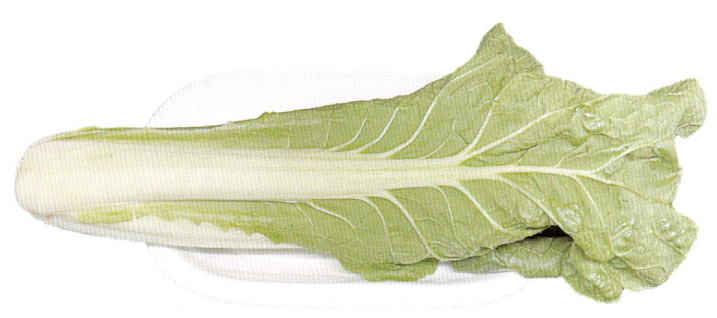

식이섬유(g)	1.6

부추(호부추) 25g

칼륨 100mg이 들어있어요

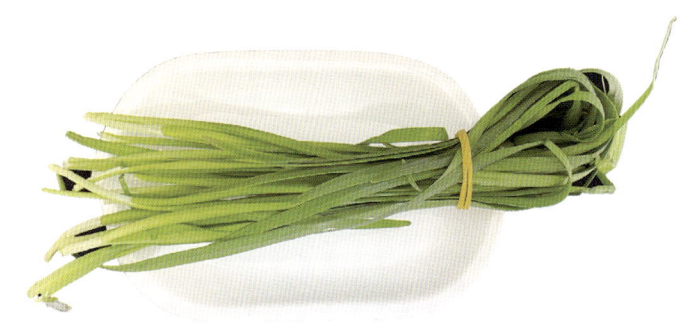

식이섬유(g)	1.2

부추(영양부추) 44g

이 중에 골라서 매끼 1-2회 드세요

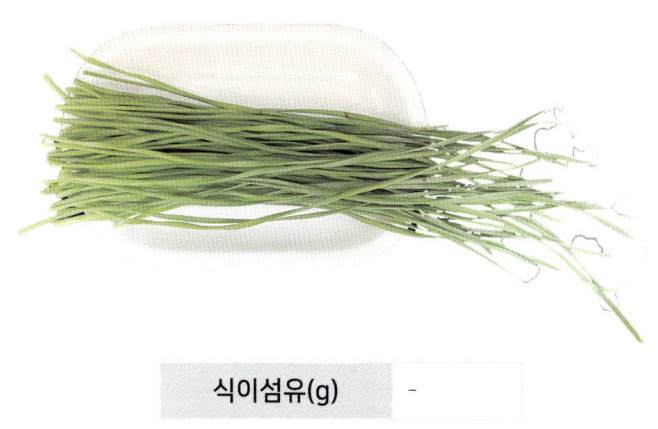

식이섬유(g)	-

브로컬리 27g / 1/15개

칼륨 100mg이 들어있어요

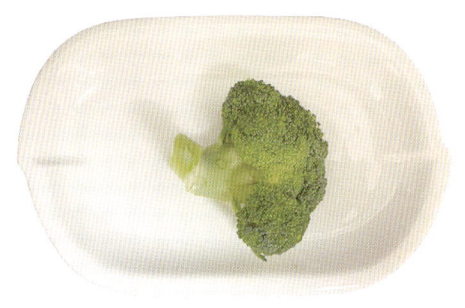

| 식이섬유(g) | 0.8 |

비트(뿌리) 25g / 1/10개

이 중에 골라서 매끼 1-2회 드세요

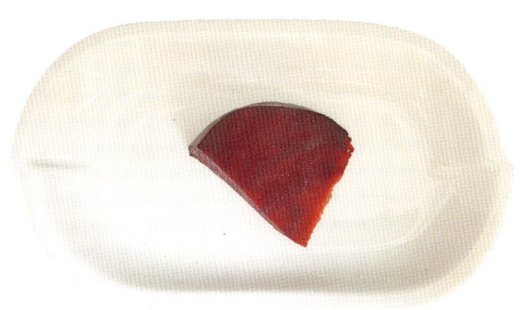

| 식이섬유(g) | 0.9 |

상추(로메인) 34g / 6장

칼륨 100mg이 들어있어요

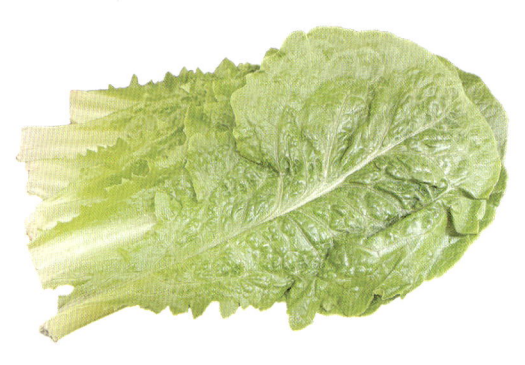

| 식이섬유(g) | 1.3 |

상추(치마청상추) 17g / 3장

이 중에 골라서 매끼 1-2회 드세요

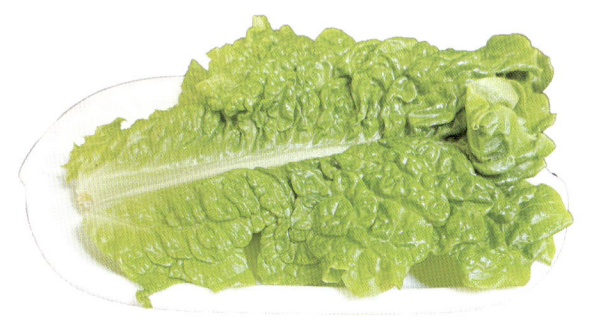

식이섬유(g)	0.4

상추(축면적상추) 34g / 3장

칼륨 100mg이 들어있어요

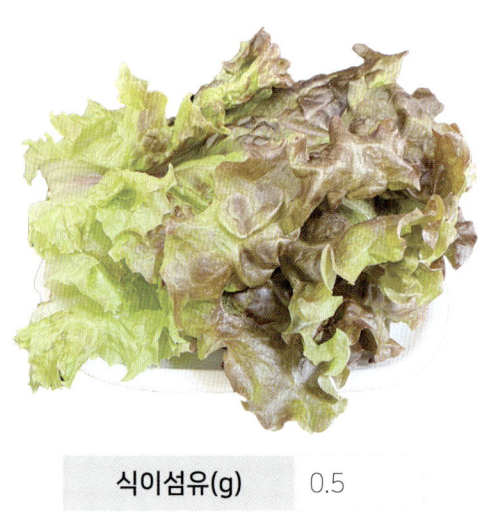

| 식이섬유(g) | 0.5 |

새송이버섯 33g

이 중에 골라서 매끼 1-2회 드세요

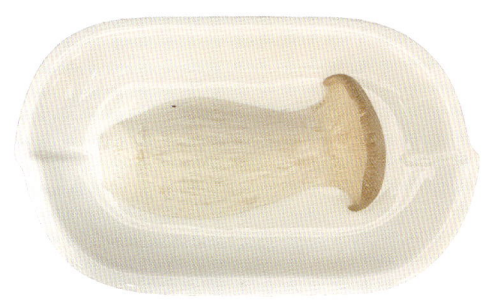

식이섬유(g)	1.0

생강 30g

칼륨 100mg이 들어있어요

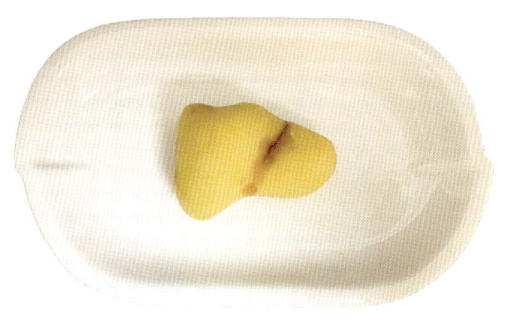

식이섬유(g)	0.8

세발나물 31g

이 중에 골라서 매끼 1-2회 드세요

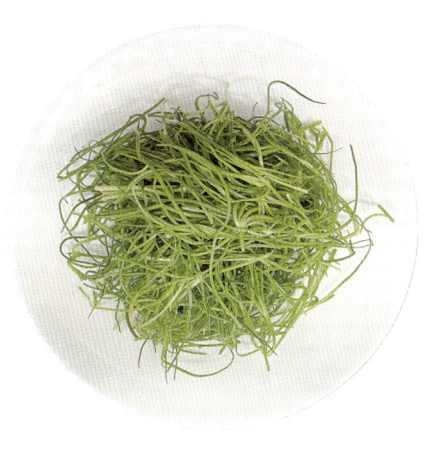

식이섬유(g)	0.8

셀러리 29g

칼륨 100mg이 들어있어요

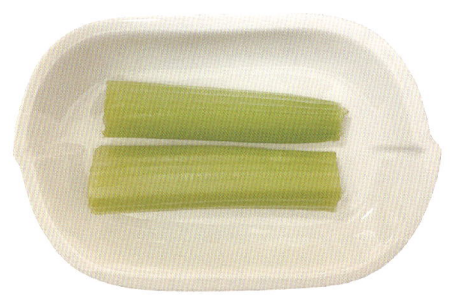

식이섬유(g)	0.6

숙주 119g

이 중에 골라서 매끼 1-2회 드세요

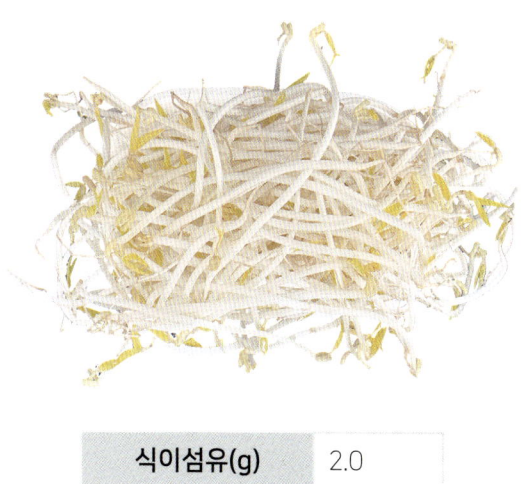

식이섬유(g)	2.0

순무(레디쉬) 뿌리 36g / 2알

칼륨 100mg이 들어있어요

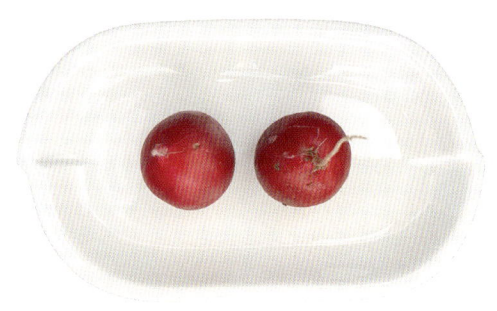

| 식이섬유(g) | 0.9 |

시금치 12g

이 중에 골라서 매끼 1-2회 드세요

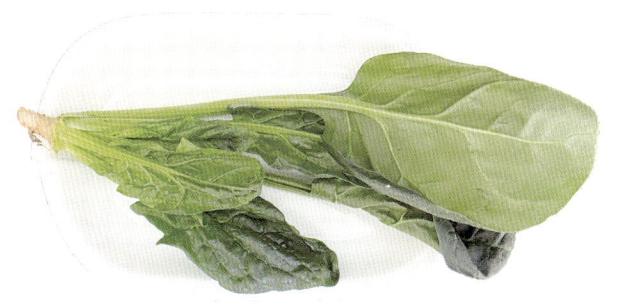

식이섬유(g)	0.4

시금치(섬초) 20g

칼륨 100mg이 들어있어요

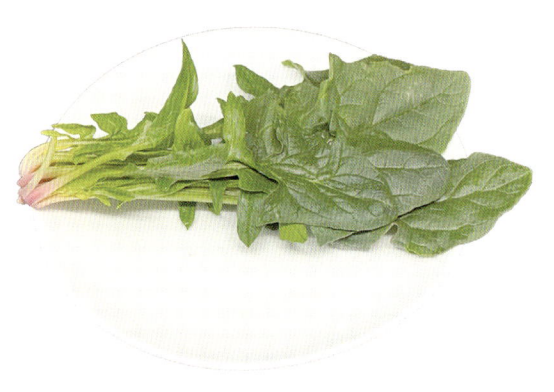

| 식이섬유(g) | 0.6 |

신선초 29g

이 중에 골라서 매끼 1-2회 드세요

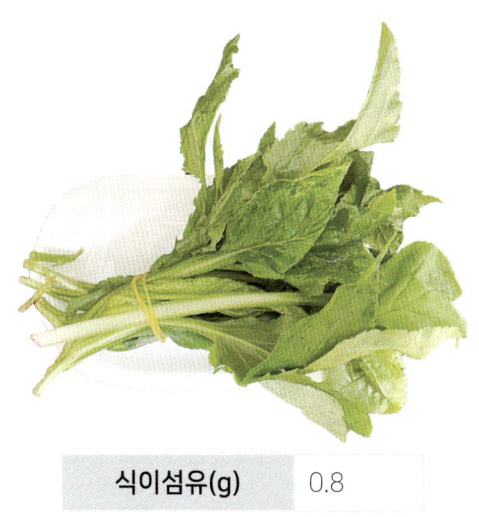

| 식이섬유(g) | 0.8 |

쑥 15g

칼륨 100mg이 들어있어요

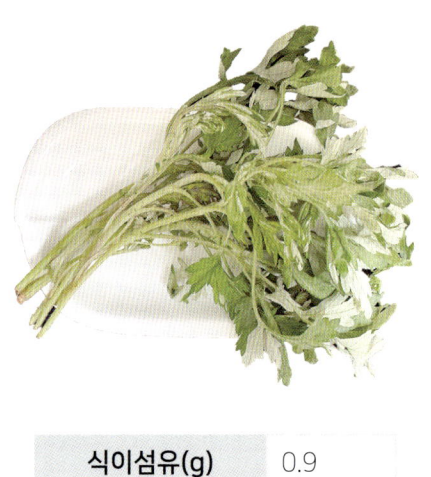

| 식이섬유(g) | 0.9 |

쑥갓 42g

이 중에 골라서 매끼 1-2회 드세요

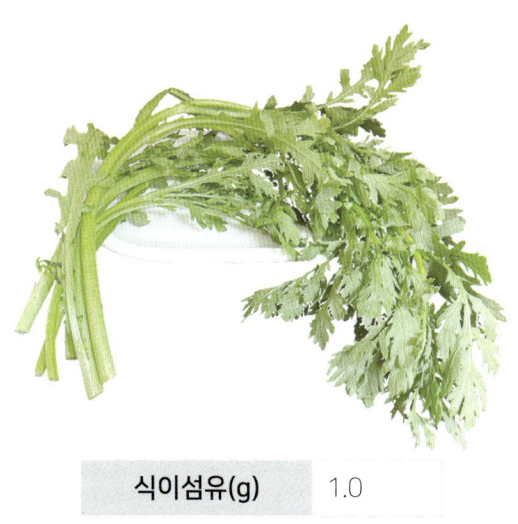

식이섬유(g)	1.0

아스파라거스 34g / 3-4개

칼륨 100mg이 들어있어요

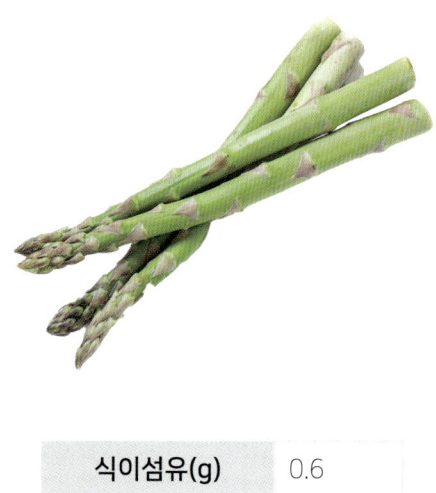

식이섬유(g)	0.6

아욱 23g

이 중에 골라서 매끼 1-2회 드세요

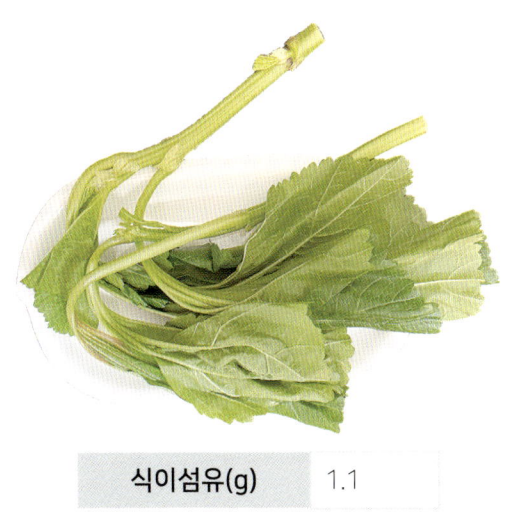

식이섬유(g)	1.1

애느타리버섯 38g

칼륨 100mg이 들어있어요

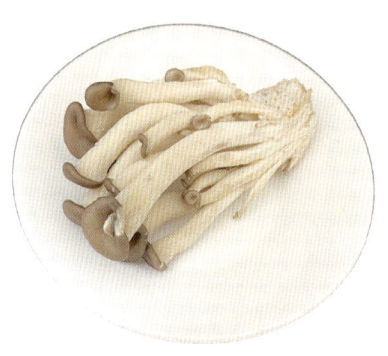

| 식이섬유(g) | - |

양배추 41g

이 중에 골라서 매끼 1-2회 드세요

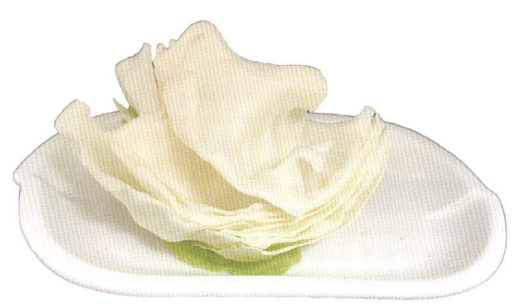

식이섬유(g)	1.1

양상추 56g / 1/5통

칼륨 100mg이 들어있어요

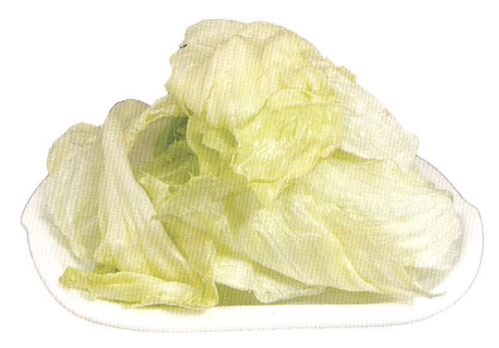

식이섬유(g)	0.8

양송이버섯 26g

이 중에 골라서 매끼 1-2회 드세요

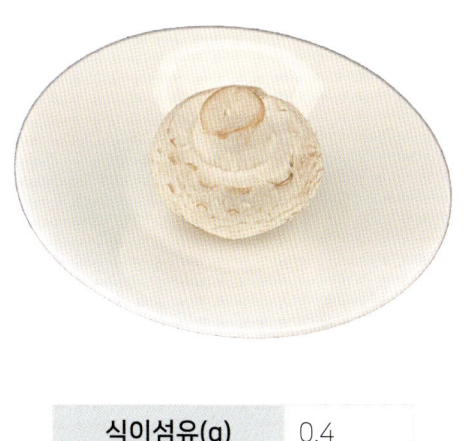

식이섬유(g)	0.4

양파 69g / 1/3개

칼륨 100mg이 들어있어요

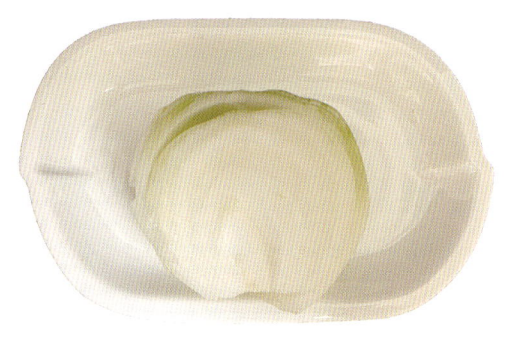

식이섬유(g)	1.2

양파(자색) 50g

이 중에 골라서 매끼 1-2회 드세요

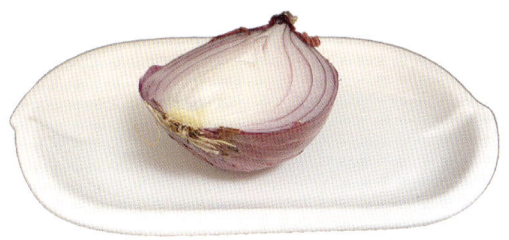

식이섬유(g)	0.7

여주 40g

칼륨 100mg이 들어있어요

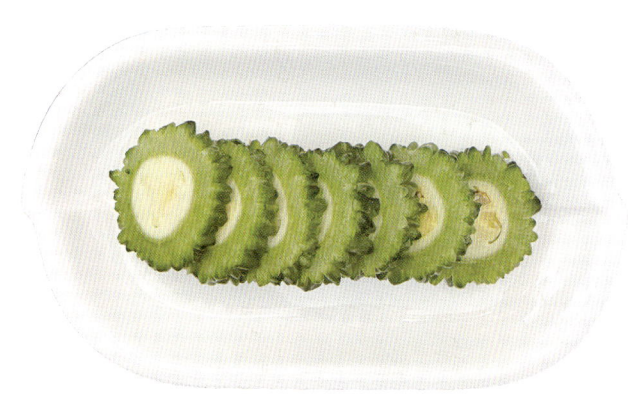

식이섬유(g)	1.5

연근(생) 21g

이 중에 골라서 매끼 1-2회 드세요

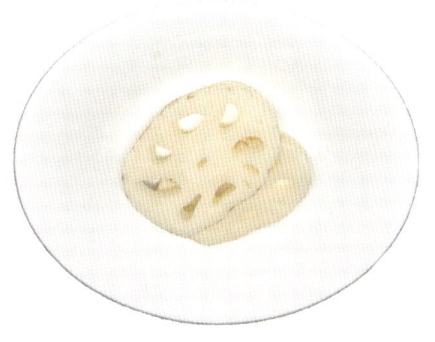

| 식이섬유(g) | 0.7 |

열무 31g / 1뿌리

칼륨 100mg이 들어있어요

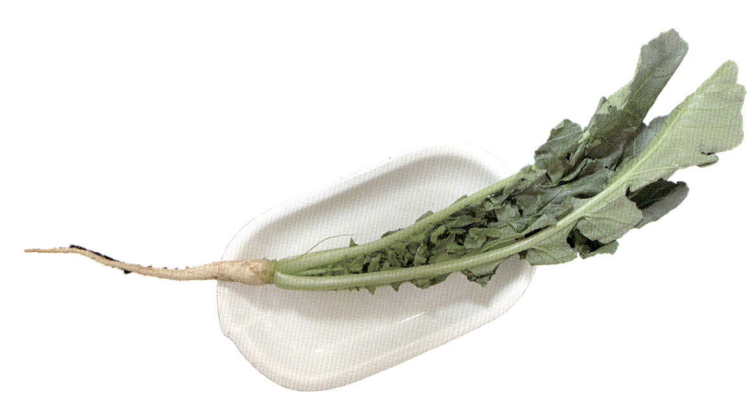

식이섬유(g)	0.4

열무(데친것) 67g

이 중에 골라서 매끼 1-2회 드세요

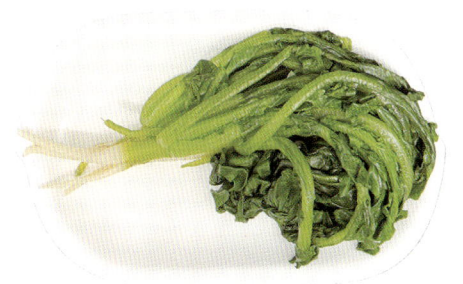

식이섬유(g)	1.9

오이(다다기) 51g

칼륨 100mg이 들어있어요

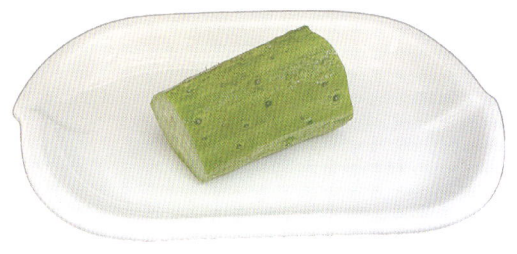

식이섬유(g)	0.4

오이(취청) 62g / 1/6개

이 중에 골라서 매끼 1-2회 드세요

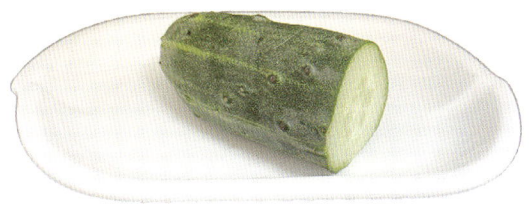

식이섬유(g)	0.3

옥수수 26g

칼륨 100mg이 들어있어요

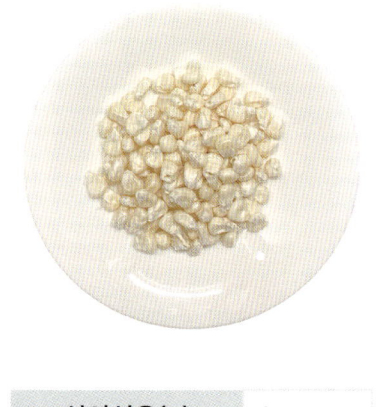

식이섬유(g)	3.5

당뇨병이 있는 경우 주의하세요

우엉 25g

이 중에 골라서 매끼 1-2회 드세요

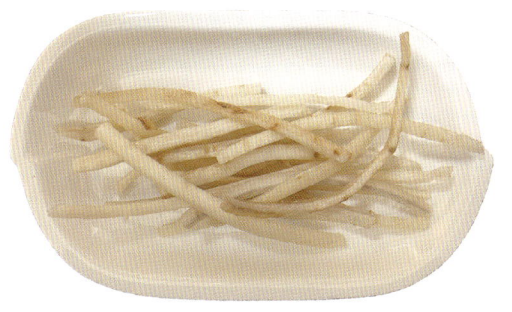

식이섬유(g)	1.1

유채 22g

칼륨 100mg이 들어있어요

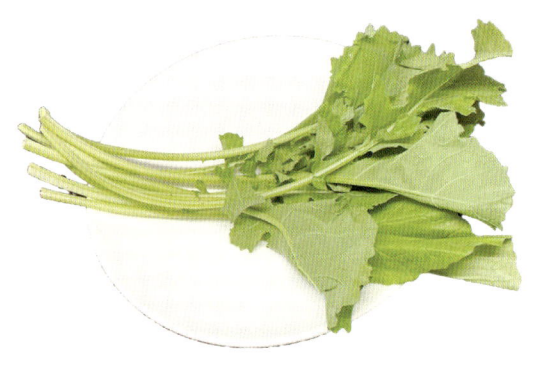

식이섬유(g)	0.7

유채(데친것) 35g

이 중에 골라서 매끼 1-2회 드세요

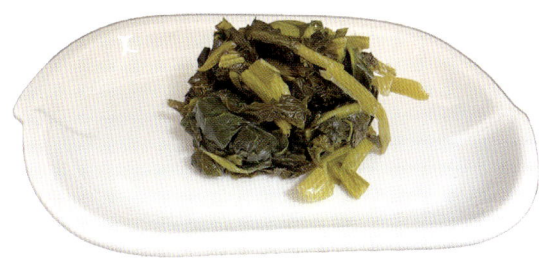

식이섬유(g)	1.2

죽순(삶은것) 64g

칼륨 100mg이 들어있어요

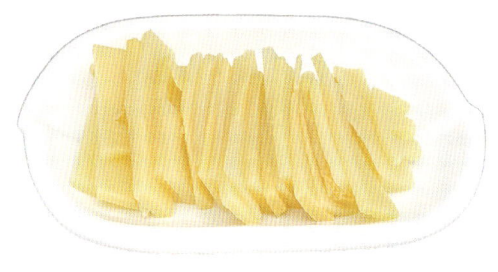

| 식이섬유(g) | 1.5 |

참나물 17g

이 중에 골라서 매끼 1-2회 드세요

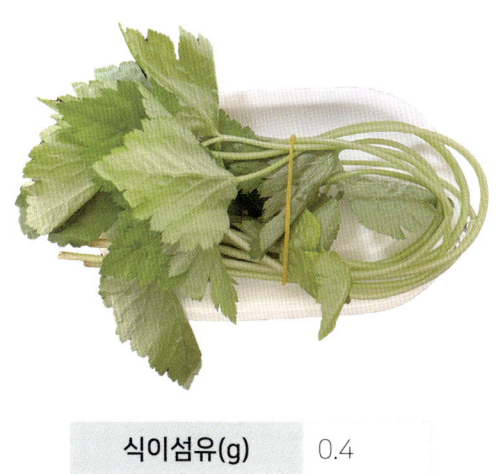

식이섬유(g)	0.4

청경채 27g

칼륨 100mg이 들어있어요

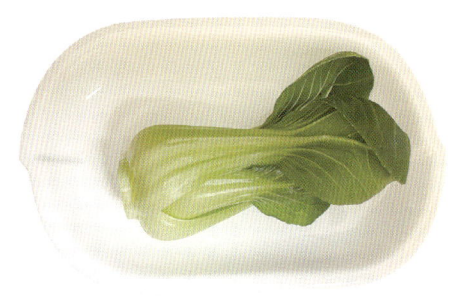

식이섬유(g)	0.3

취나물(참취) 18g

이 중에 골라서 매끼 1-2회 드세요

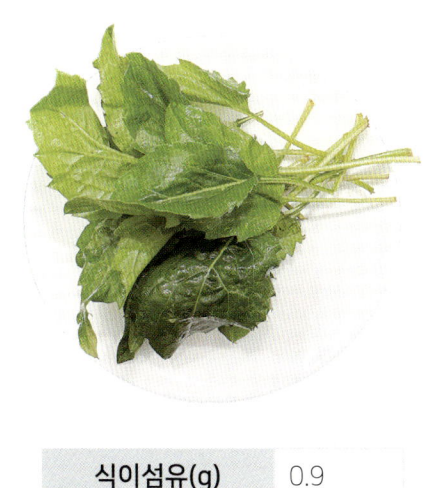

식이섬유(g)	0.9

치커리 29g / 10잎 내외

칼륨 100mg이 들어있어요

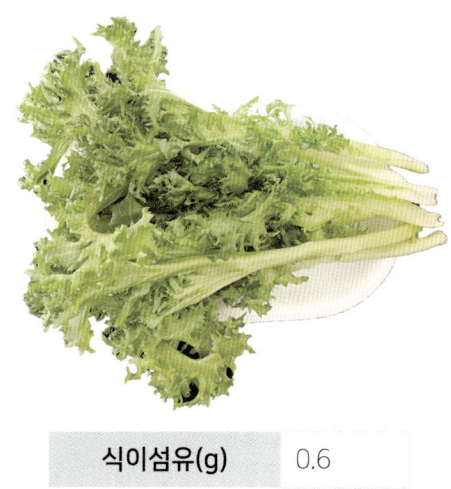

식이섬유(g)	0.6

케일 17g / 2-3장

이 중에 골라서 매끼 1-2회 드세요

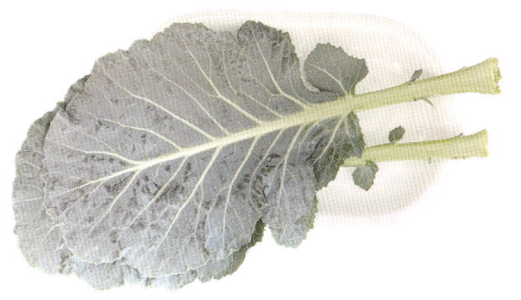

식이섬유(g)	0.5

콜라비 32g / 1/30개

칼륨 100mg이 들어있어요

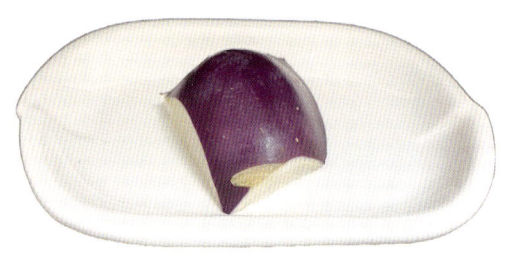

식이섬유(g)	0.8

콜리플라워 25g / 1/15개

이 중에 골라서 매끼 1-2회 드세요

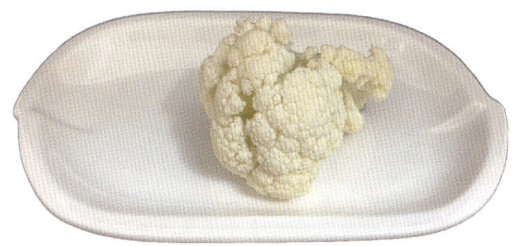

식이섬유(g)	1.1

콩나물 46g

칼륨 100mg이 들어있어요

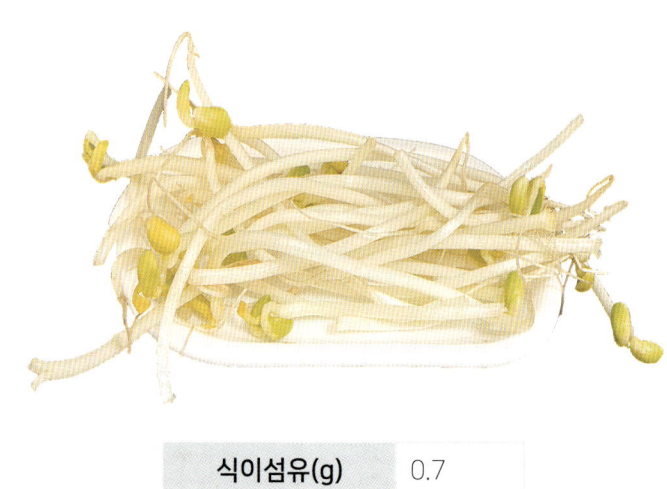

식이섬유(g)	0.7

파(대파) 55g / 1/2뿌리

이 중에 골라서 매끼 1-2회 드세요

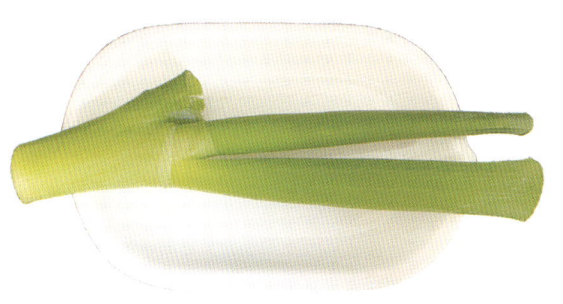

식이섬유(g)	0.9

파(실파) 37g / 3쪽

칼륨 100mg이 들어있어요

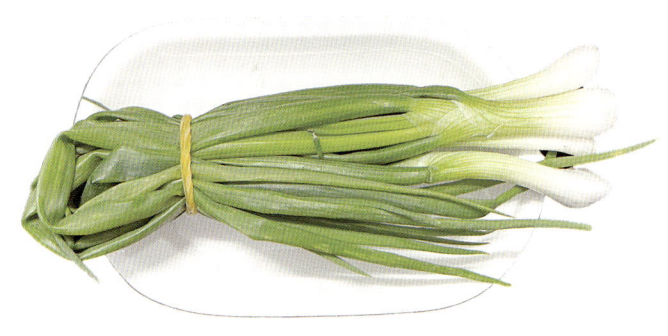

식이섬유(g)	-

파(쪽파) 31g / 3쪽

이 중에 골라서 매끼 1-2회 드세요

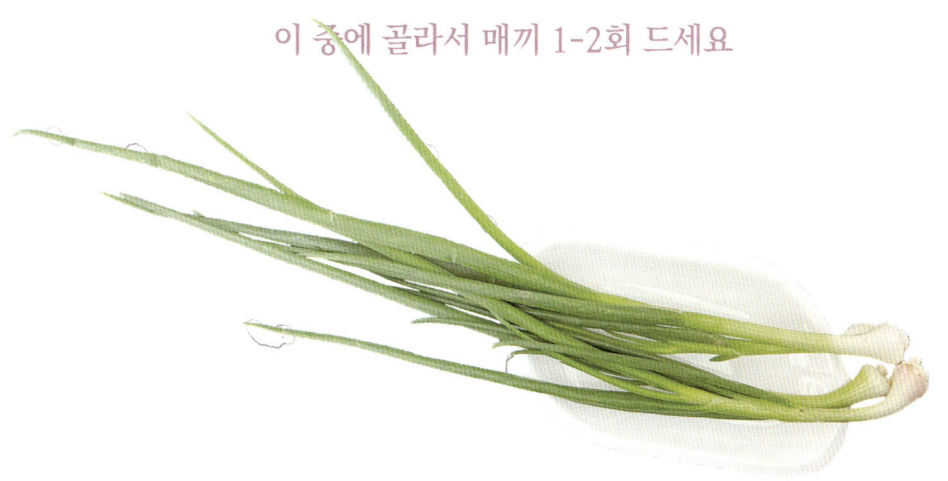

| 식이섬유(g) | 0.3 |

파래(생것) 76g

칼륨 100mg이 들어있어요

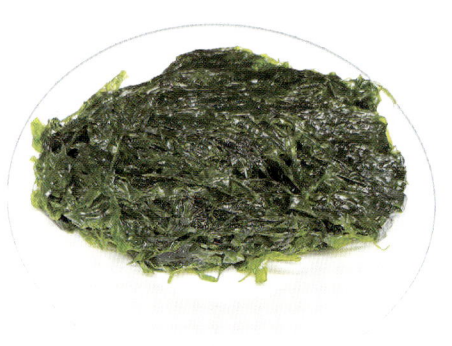

| 식이섬유(g) | 1.6 |

파프리카(노랑) 48g / 1/3개

이 중에 골라서 매끼 1-2회 드세요

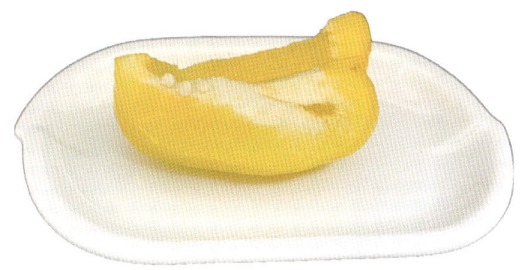

식이섬유(g)	0.6

파프리카(빨강) 43g

칼륨 100mg이 들어있어요

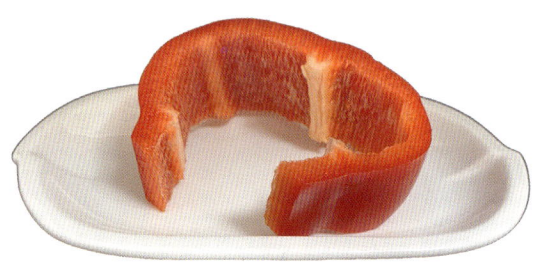

식이섬유(g)	0.7

파프리카(주황) 37g

이 중에 골라서 매끼 1-2회 드세요

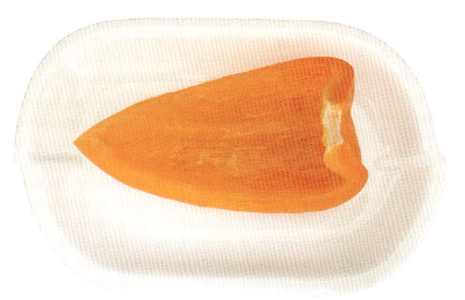

| 식이섬유(g) | 0.5 |

팽이버섯 27g

칼륨 100mg이 들어있어요

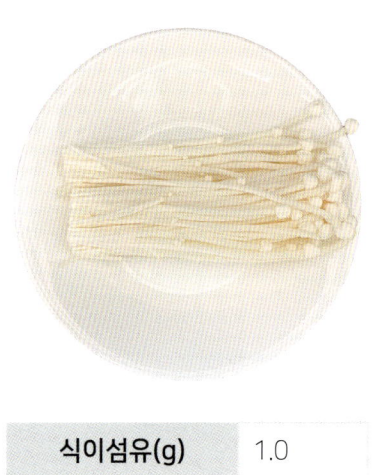

식이섬유(g)	1.0

표고버섯 28g

이 중에 골라서 매끼 1-2회 드세요

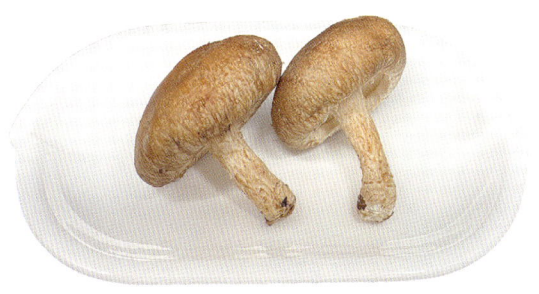

식이섬유(g)	1.8

피망(빨강) 39g

칼륨 100mg이 들어있어요

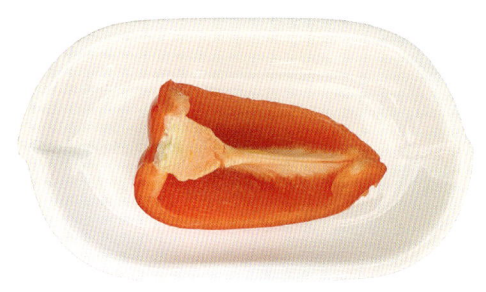

식이섬유(g)	0.8

피망(초록) 53g

이 중에 골라서 매끼 1-2회 드세요

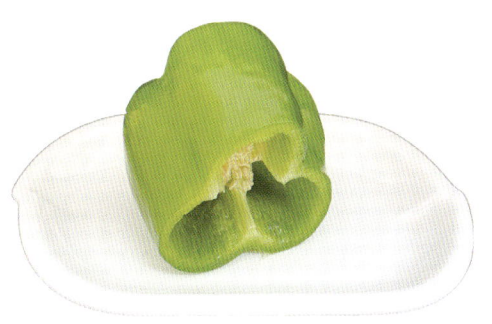

| 식이섬유(g) | 1.4 |

호박(늙은호박) 30g

칼륨 100mg이 들어있어요

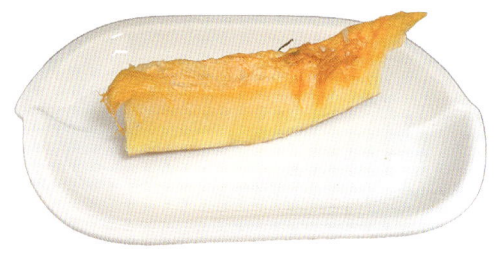

식이섬유(g)	0.5

호박(단호박) 24g

이 중에 골라서 매끼 1-2회 드세요

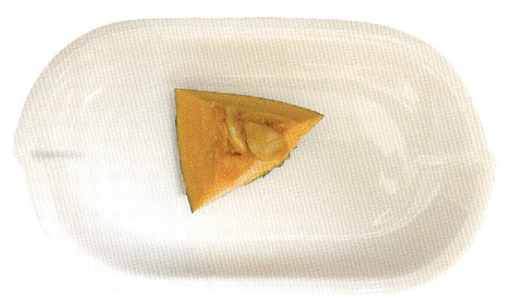

식이섬유(g)	1.2

호박(애호박) 45g

칼륨 100mg이 들어있어요

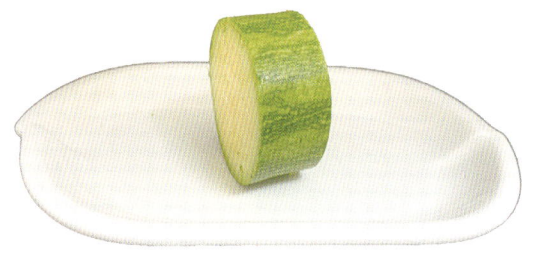

식이섬유(g)	1.0

호박(쥬키니) 50g / 1/10개

이 중에 골라서 매끼 1-2회 드세요

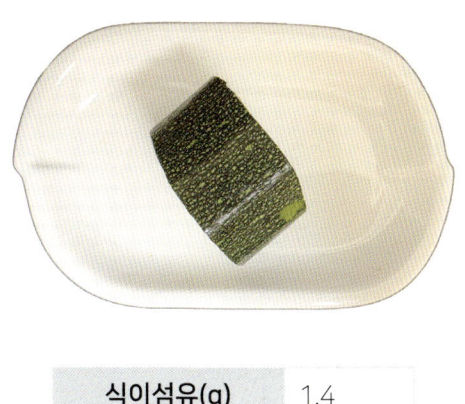

식이섬유(g)	1.4

호박잎 16g

칼륨 100mg이 들어있어요

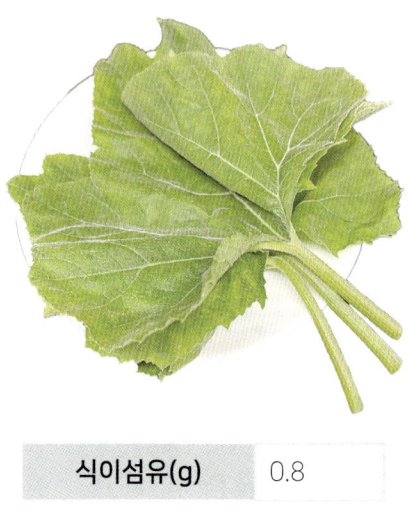

식이섬유(g)	0.8